Drs L. MOUTIN ET G. A. MANN

MANUEL D'OSTÉOPATHIE PRATIQUE

MANUEL
D'OSTÉOPATHIE PRATIQUE

Principaux Ouvrages de G. A. MANN

Le Développement de la Volonté par l'Entraînement de la Pensée, 3e édition, un volume in-8° raisin, 1912 . . . . 7 fr. 50

Cosmogonie et Force-Pensée ou Faculté unique de l'Homme, un volume in-8° raisin, avec 6 photos, 1910 . . . . 9 fr. »

La Pensée Nouvelle et l'Art de supprimer la Pauvreté, la Maladie et les Insuccès, un volume in-8° raisin, 1911 . . . . 5 fr. »

Le Prêtre peut-il faire des Miracles? un volume in-8° carré, 1912. 2 fr. 50

La Volonté dans la Vie. — Dix Conférences, un fort volume in-8° carré, 1912 . . . . 5 fr. »

Ces Conférences se vendent aussi séparément :

1° **La Volonté et l'Amour,** brochure in-8° . . . . 0 fr. 50
2° **La Volonté dans le Ménage,** brochure in-8° . . . . 0 fr. 50
3° **La Volonté et les Enfants,** brochure in-8° . . . . 0 fr. 50
4° **La Volonté avec les Supérieurs, les Inférieurs et les Egaux,** brochure in-8° . . . . 0 fr. 50
5° **La Volonté et la Fortune,** brochure in-8° . . . . 0 fr. 50
6° **La Volonté et la Religion,** brochure in-8° . . . . 0 fr. 50
7° **La Volonté et la Santé,** brochure in-8° . . . . 0 fr. 50
8° **La Volonté et la Patrie,** brochure in-8° . . . . 0 fr. 50
9° **La Volonté et l'Influence,** brochure in-8° . . . . 0 fr. 50
10° **Culture de la Volonté,** brochure in-8° . . . . 0 fr. 50

Manuel d'Ostéopathie pratique, *Théorie et Procédés.* (En collaboration avec le Dr L. Moutin), un fort volume in-8° carré, illustré de 32 planches explicatives, 1913, relié . . . . 10 fr. »

Traduits en langues étrangères :

Die Entwicklung der Willenskraft durch die Erziehung des Denkens. Ein starker Band, gross-8°, 1910 . . . . Mark 9 »

Die Gedankenkraft. *Mechanismus der Telepathie. Neue Theorie des Einflusses des Menschen auf den Menschen.* Ein starker Band gross-8°, mit 6 Bildern, 1912 . . . . Mark 9 »

Das Neue Denken und die Kunst Armut, Krankheit und Misserfolge unmöglich zu machen. Ein starker Band, gross-8°, 1912. Mark 6 »

Kann der Geistliche Wunder wirken? Ein Band, gross-8°, 1912 . . . . Mark 3 »

Der Wille im Leben. Ein starker Band, gross-8°, 1913 . . . . . . Mark 5 »

The Development of the Will-Power by the scientific training of the Mind, one volume, 8°, 1912, cloth . . . . $ 2 — or shillings 7/6.

Cosmogony and Thought-Force, one volume, 8°, with 6 photographs, 1912, cloth . . . . $ 2 — or shillings 7/6.

Can the Clergy heal the Sick? one volume, 8°, 1913, cloth, $ 0.75 or shillings 2/6.

El Desarrollo de la Voluntad por el ejercicio metódico del Pensamiento, un grueso volumen en-8°, 1913 . . . . 7 fr. 50

Cosmogonia y Fuerza-Pensamiento, un grueso volumen en-8°, ilustrado, 1913 . . . . 9 fr. »

El Nuevo Pensamiento y el Arte de suprimir la Pobreza, la Enfermedad, la falta de Exito, un grueso volumen en-8°, 1913 . . . . 5 fr. »

¿Puede el Sacerdote hacer Milagros? un volumen en-8°, 1913... 3 fr. 50

La Voluntad en la Vida, un grueso volumen en-8°, 1913 . . . . 5 fr. »

Lo Svilüppo della Volontá con l'Educazione metodica del Pensiero, un grosso volüme in-8°, 1913 . . . . 7 fr 50

Развитie воли усилiями мысли . . . . 4 p. »

Czy kaplan może czynić cuda? . . . . 1 p. 50

LIBRAIRIE INTERNATIONALE DE LA PENSÉE NOUVELLE
Paris, 15, rue du Louvre, 15, Paris

MANUEL D'OSTÉOPATHIE PRATIQUE

Théorie et Procédés

PAR LE

Dr L. MOUTIN et G. A. MANN

D'APRÈS LES OUVRAGES DU

Dr ANDREW TAYLOR STILL

Fondateur de l'École de Médecine Ostéopathique

ET DU Dr WILFRED L. RIGGS

A L'USAGE DES ÉLÈVES DE L'ÉCOLE D'OSTÉOPATHIE

Illustré de 32 planches originales explicatives.

PARIS

LIBRAIRIE INTERNATIONALE DE LA PENSÉE NOUVELLE

G. A. MANN, ÉDITEUR

LONDRES 28, Victoria Str. — 15, RUE DU LOUVRE, 15 — ROCHESTER N.Y 107, State Str.

1913

PRÉFACE

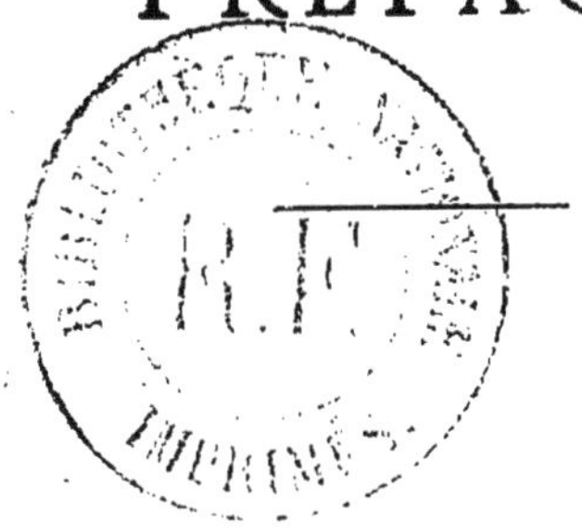

Depuis longtemps déjà on a reconnu la nécessité d'un manuel enseignant aux élèves, aux praticiens et même aux médecins les procédés en usage dans le traitement par l'Ostéopathie.

Cet ouvrage est un exposé succinct, mais clair et complet, de tout ce qui, dans le diagnostic et le traitement des maladies, est du ressort de l'art ostéopathique.

Les procédés enseignés sont ceux que nous avons nous-mêmes employés et reconnus efficaces; il n'est fait mention d'aucune méthode encore à l'état d'essai ou n'ayant pas fait toutes ses preuves. Les traitements indiqués proviennent de trois sources différentes : enseignement professé dans les diverses Ecoles d'Ostéopathie; méthodes propres aux différents praticiens; principes résultant de notre expérience personnelle.

Si vous jetez un coup d'œil sur la littérature médicale en France, vous serez bientôt convaincu qu'il n'existe pas encore de traité sur l'Ostéopathie. Cette science est pourtant appelée à opérer une révolution dans l'histoire de la médecine, à supprimer tout un monde de maladies et à conserver la vie à des milliers de malheureux. Aussi nous faisons-nous un devoir de soulever, dans l'intérêt de l'humanité, le voile qui la recouvre, et à la présenter à tous ceux qui souffrent comme à tous ceux dont la mission est de guérir, dans toute sa puissance et dans toute sa simplicité.

Ce livre s'adresse à tous; nous voulons qu'il soit le vade-mecum de chacun et, dans ce but, nous n'avons employé que les termes techniques indispensables à la compréhension du texte. Nous en donnons du reste la signification dans le petit Lexique placé à la fin du volume. Ceux qui n'ont point une connaissance suffisante de l'anatomie consulteront avec avantage les ouvrages spéciaux.

INTRODUCTION

La vie est une réaction. Elle a une triple base l'esprit qui la dirige, l'organisme physique qui la rend possible, les échanges chimiques qui l'accompagnent et font partie de tous ses processus. Le corps est une machine pour la transformation de l'énergie. Par de subtiles modifications, la force latente des aliments se transforme en énergie humaine du type le plus élevé. La façon dont s'opère, en quantité et en qualité, cette transformation détermine l'individu, et la santé de celui-ci n'est que la résultante de la perfection de cette transformation et de la bonne répartition de l'énergie. Cette machine humaine doit être en parfait état, sous peine d'une anomalie soit dans la transformation, soit dans la répartition des forces. Elle doit remplir toutes ses fonctions avec harmonie et régularité. Or ces fonctions reposent entièrement sur le mouvement et l'activité du système nerveux-sanguin. Tout ralentissement ou tout arrêt dans ce système circulatoire signifie donc échange imparfait, oxydation insuffisante, coagulation, mort.

Pour éviter ces accidents, l'Ostéopathie vous offre les moyens qui suivent :

1° Réduction des luxations complètes ou incomplètes et relâchement des contractures;

2° Suppression de toute cause d'irritation centrale ou périphérique, affectant le système nerveux;

3° Suppression de tout obstacle s'opposant à la libre circulation des forces et des fluides du corps;

4° Une méthode parfaite, pour augmenter ou diminuer l'activité des tissus glandulaires;

5° Un contrôle parfait, par le système vasomoteur, de la distribution du sang dans les divers organes du corps.

Ces effets sont basés sur des lois physiologiques connues. Rien d'empirique dans le traitement ostéopathique. L'Ostéopathie est une science thérapeutique qui établit le diagnostic des maladies par des procédés purement physiques, dans le but de découvrir non pas les symptômes, mais la cause du mal. Elle traite ces maladies par une manipulation spéciale, dont le but et le résultat est de rétablir, dans son état normal, la production et la circulation du fluide nerveux et de faciliter l'arrivée du sang à chaque organe du corps. Les moyens qu'elle emploie dans ce but consistent à supprimer l'obstacle matériel, à stimuler ou à ralentir l'activité fonctionnelle, suivant l'exigence des cas.

APERÇU

DE LA

MACHINE HUMAINE

Le squelette de l'homme se compose de deux cents os distincts (exactement 198, Sappey), s'articulant l'un avec l'autre en parfaite harmonie. Les uns permettent des mouvements d'une grande étendue, d'autres des mouvements limités, d'autres enfin sont fixes ou immobiles. Sur les os, se trouvent de nombreuses saillies ou proéminences servant à fixer les muscles et les ligaments, et dans le tissu osseux une quantité de petits trous donnant passage aux vaisseaux nutritifs.

Les principaux organes de la respiration et de la circulation sont renfermés dans le thorax, véritable cage osseuse, formée par les côtes, les vertèbres dorsales et le sternum.

Les muscles pectoraux se trouvent-ils contracturés, comme cela se présente souvent, de façon à comprimer les côtes, qui sont les os les plus flexibles du corps humain, et à rétrécir la cavité thoracique, nous avons l'asthme, la tuberculose ou une maladie du cœur ; tandis qu'une luxation partielle des côtes inférieures, causée par la contraction anormale des muscles, produira la dilatation de la rate, les maux d'estomac et maints autres désordres qui seront facilement guéris par l'Ostéopathie.

Le squelette humain est revêtu de plus de 500 muscles reliés entre eux soit directement, soit indirectement, au moyen de cartilages de différentes grandeurs : l'un de ces muscles embrasse la plus grande partie de la portion postérieure de la jambe, l'autre mesure environ 70 centimètres, tandis qu'un troisième, dans l'intérieur de l'oreille, pèse à peine 1 gramme et a une longueur de 4 millimètres seulement.

Maintenant que nous avons jeté un coup d'œil rapide sur les os et les muscles, passons au système sanguin, qui constitue la voie d'alimentation de cette machine intéressante et compliquée.

LA CIRCULATION DU SANG

Le mouvement continu exécuté par le sang, pour arriver aux différentes parties du corps, mouvement qui se poursuit sans arrêt, à travers les vaisseaux aboutissant au cœur et à travers ceux qui du cœur se ramifient dans tout l'organisme, constitue la circulation du sang. Les artères sont de petits vaisseaux cylindriques formés de fibres musculaires, que l'on peut comparer à des rivières microscopiques, lançant dans leur cours un petit ruisseau dans chaque muscle. Les veines, au contraire, reçoivent le sang et le conduisent au cœur d'où il est projeté dans les poumons par l'artère pulmonaire. Il résulte de cela que le cœur joue le rôle de pompe à double effet, aspirant et refoulant successivement le sang par les veines et les artères. Or, il est évident que lorsqu'un muscle contracté comprime une ou plusieurs des nombreuses veines qui le sillonnent en tous sens, le cœur en est aussitôt affecté et que tout le système circulatoire s'en trouve bouleversé. C'est là un point essentiel, sur lequel nous appelons toute l'attention du lecteur, et dont il ne peut manquer de saisir toute l'importance. Longue est la liste des maladies qui sont la conséquence d'une contraction musculaire anormale et qui, de ce chef, peuvent être facilement soignées et guéries par un système ayant pour objet la suppression de cette contraction et, partant, le rétablissement de l'activité fonctionnelle normale.

Parlons maintenant des nerfs. Ceux-ci ne gouvernent pas seulement les fonctions respectives des muscles et des différents organes, mais ils règlent aussi le calibre des veines et contrôlent, avec une extrême précision, le mouvement circulatoire du système pulmonaire et de la veine porte, lorsque la circulation n'est ni oblitérée ni gênée par le moindre déplacement d'un os ou la plus légère contracture d'un muscle.

Le centre du système nerveux, c'est-à-dire l'axe cérébro-spinal, se compose de la moelle (moelle épinière), du bulbe, du cervelet et du cerveau. La moelle épinière est un grand cordon qui réunit le cerveau à l'immense réseau des nerfs. Comme la plupart des nerfs prennent naissance dans la moelle épinière, et que celle-ci est reliée au cerveau, dont elle est considérée comme l'appendice, on comprendra aisément que la compression d'un nerf, rompant la communication entre le cerveau et une partie plus ou moins éloignée du corps, peut amener la paralysie de cette région.

Les fonctions des organes digestifs, du foie, du pancréas, des reins, et même celles du cœur, peuvent être réglées par la simple pression de la main sur un centre nerveux de la moelle épinière. Mais nous reviendrons sur ce point avec plus de détails, dans un autre chapitre.

Quoique nous n'ayons jeté qu'un coup d'œil rapide sur l'anatomie et la physiologie de l'organisme humain, et bien qu'il soit intéressant et instructif de lire à ce sujet des ouvrages spéciaux, nous avons amplement démontré que l'homme est une machine, et nous avons posé la pierre fondamentale de notre méthode, qui consiste dans le traitement des maladies par de simples procédés manuels, sans le secours d'aucun remède ni d'aucun instrument de chirurgie.

Par la simple pression de la main sur un centre nerveux déterminé, vous pouvez accélérer ou ralentir l'action du cœur, et il n'en faut pas davantage pour régulariser les fonctions de l'estomac, des intestins, du foie, du pancréas, des reins, etc. Les milliers de vies que l'application de ces principes a arrachées à la mort sont la meilleure preuve de leur exactitude et de leur efficacité !

Si nous comparons le cerveau, la moelle et les nerfs à un vaste réseau télégraphique, nous trouvons que le cerveau ne joue pas seulement le rôle d'une grande dynamo ou d'un générateur d'énergie, pour la production de la force nécessaire à l'activité et au fonctionnement du corps humain, mais qu'il est aussi le poste central récepteur et transmetteur de toute nouvelle arrivant d'une partie quelconque du corps ou partant à destination d'une autre partie. Les nerfs, pareils à des fils très minces, sillonnent en tous sens les os, les muscles, les artères, les veines, les tendons et tous les viscères. Serons-nous, dès lors, étonnés de voir parfois un fil tomber, couper la communication entre le poste central et un poste secondaire également important et donner accès à la paralysie ? Il n'y a rien de surprenant à ce que ces fils finissent par s'entremêler de telle sorte qu'un ordre adressé aux intestins, par exemple, s'arrête tout simplement aux reins. Qu'arrivera-t-il dans ce cas ? Il arrivera instantanément ceci, c'est que les intestins n'ayant pas exécuté l'ordre qui les concernait, un deuxième message parcourra le fil, et c'est encore les reins qui répondront à la place des intestins. Résultat : maladie des reins et constipation. Dans cet état de choses, quelle sera votre attitude ? Irez-vous bourrer de préparations toxiques l'estomac, bien innocent, qui n'a jamais manqué d'exécuter les ordres qu'il a reçus, ou, mieux avisé, vous appliquerez-vous simplement à remettre les fils en ordre ? Bien que vous ne puissiez pas atteindre directement les nerfs eux-mêmes, vous pouvez, à l'aide de procédés manuels, dont vous trouverez la description plus loin, provoquer le relâchement du muscle qui intercepte la circulation.

Si la maladie n'est pas à l'état chronique, les intestins reprendront aussitôt leur activité normale et les reins, surmenés, ralentiront la marche de leur travail. Dans les cas chroniques, le retour des fonctions naturelles à l'état normal demande évidemment un temps plus long.

Le système vasculaire pulmonaire et le système porte constituent une section également importante du travail qu'accomplit cette machine compliquée. Les artères, nous l'avons vu plus haut, sont des vaisseaux de forme cylindrique chargés de distribuer le sang à toutes les parties de l'organisme, à travers ce dédale de nerfs et de muscles. Les veines reçoivent le sang artériel et le ramènent au cœur qui ne doit jamais se fatiguer, et qui, pendant toute la vie de l'individu, imprime au système sanguin, ramifié jusque dans les parties les plus infimes et les plus reculées du corps, un mouvement perpétuel de va-et-vient.

Maintenant que nous connaissons la structure de l'organisme, nous ne nous étonnerons plus de voir un muscle se contracturer sous l'influence d'un refroidissement ou à la suite de la fatigue produite par le travail journalier, ni de constater un défaut de nutrition dans un point quelconque du corps, occasionné par l'oblitération d'un petit vaisseau; nous comprendrons facilement que le manque de nutrition affaiblisse un organe et l'empêche de remplir son rôle dans les conditions que la nature lui a assignées, et nous comprendrons aussi sans peine pourquoi la médecine ordinaire n'atteint jamais son but en pareil cas. Nous nous rendrons compte aisément que, si une artère principale vient à s'oblitérer, le cœur doive s'en ressentir et s'affecter des efforts redoublés auxquels l'oblige le travail de propulsion du sang pour franchir l'obstacle; et au lieu de transformer l'estomac en pharmacie, nous prendrons tout simplement le parti de faire disparaître la cause du dérangement de la machine. Sont-ce les muscles de la région lombaire qui se contractent? Nous aurons, d'un côté, extrémités froides, de l'autre, maladie de cœur, par suite de l'obstruction de l'artère fémorale. L'hydropisie, le rhumatisme inflammatoire, les varices d'une part, la maladie de cœur, de l'autre, sont le résultat de la stase due à la présence d'un obstacle apporté à la circulation de l'appareil veineux de cette même région.

Après avoir passé en revue les os, les nerfs et le sang, disons un mot des muscles, qui régissent la marche et les mouvements de cette admirable machine. Le tissu musculaire, ayant uniquement pour fonction celle de se contracter, est disposé et fixé aux os de telle manière que sa contractilité puisse librement s'exercer, lorsqu'elle est appelée à actionner un organe. Les muscles tiennent du cerveau et de la moelle l'activité fonctionnelle et la force intrinsèque.

Nous pouvons les comparer, pour un instant, à des tramways électriques : une voiture peut être plus grande et plus forte qu'une autre, mais sans le courant du fil mince, qui en lui-même n'est rien du tout, aucun véhicule ne peut se mettre en mouvement.

Le système nerveux et le système circulatoire, fonctionnant librement à travers des centaines de muscles contractés ou relâchés, constituent donc, à eux seuls, une section extrêmement importante du mécanisme humain, et nous pouvons dire que la cause d'une maladie quelconque doit être recherchée dans la contracture d'un muscle qui, en restant dans cet état, paralyse l'action de la force vitale. Par l'emploi de la méthode dont nous venons de donner un aperçu très succinct, nous obtenons des résultats qui tiennent du prodige. Chacun dans le cercle de sa famille, de ses amis ou de ses relations pourra remporter les mêmes succès, en appliquant les principes et les procédés qui sont exposés dans les pages suivantes.

L'OSTÉOPATHIE DANS SON ENSEMBLE

Premièrement. — On se sert des bras et des jambes comme leviers, on étire les muscles qui s'affermissent sous l'influence de cet exercice, et on excite la peau ainsi que les tissus musculaires, de côté et d'autre, tout le long des membres. Ce procédé relâche et assouplit les muscles, dégage et active la circulation des liquides et de la force nerveuse, car rappelez-vous bien que tout arrêt est synonyme de maladie, sous une de ses formes multiples. Le traitement approprié du bras et de la jambe amène souvent la guérison immédiate et provoque un soulagement instantané dans les différents cas de maladies aiguës. Quelques manipulations ou « traitements », exercés une fois par jour, suffisent pour faire disparaître beaucoup de maladies aiguës. Des maladies chroniques, qui ont résisté à tout autre traitement, cèdent souvent à la méthode ostéopathique.

Deuxièmement. — Une manipulation intelligente et la rotation du corps, aussi complète que possible, excitent et assouplissent les muscles de l'épine dorsale. Vous savez que les nerfs spinaux prennent naissance dans la partie supérieure de l'épine dorsale, qui est très flexible et se compose d'une quantité d'os isolés reposant sur des cartilages élastiques qui la protègent. L'épine dorsale est le centre d'où se ramifient les nerfs spinaux qui actionnent les tissus et les organes, en passant par des petits trous percés à travers les diverses sections de la colonne vertébrale. Pour ne point gêner le fonctionnement de ces nerfs, les muscles, dont la colonne vertébrale est revêtue, doivent nécessairement se trouver dans un état continu de souplesse et de malléabilité. Là, une contracture équivaut à un trouble dans les phénomènes de l'innervation de la partie soumise aux nerfs aboutissant au muscle contracté, d'où paralysie totale ou partielle de la région correspondante.

Il est hors de doute que la paralysie subsistera tant que le traitement ostéopathique ou le hasard n'aura pas rétabli la circulation du courant de cette grande dynamo qu'est le cerveau, et remis la machine en état de reprendre son travail régulier. Que penserait-on d'un mécanicien qui s'aviserait de verser en guise d'huile des préparations pharmaceutiques dans les roues d'une voiture lorsque celle-ci demeurerait immobile, faute de force motrice? Ne serait-ce pourtant pas aussi raisonnable que de transformer l'estomac du patient en réservoir pharmaceutique? Nous sommes d'avis qu'il y a très peu de maladies organiques dont l'origine ne doive être rapportée à une lésion de la moelle épinière. Dans tous ces cas, un traitement ostéopathique approprié produira les plus heureux effets et amènera la plupart du temps une guérison radicale.

Troisièmement. — On se sert de la tête comme levier, pour actionner et relâcher les muscles du cou. Ce traitement active la circulation dans la tête. La contracture de ces muscles produit le catarrhe, affaiblit la vue, provoque la surdité, le bourdonnement d'oreilles, les vertiges; elle est, sans contredit, la cause de presque toutes les maladies qui ont leur siège dans la tête.

Quatrièmement. — Si, avec votre genou, vous pressez le dos du patient, juste au-dessous de la dernière côte, vous obtiendrez l'arrêt immédiat de tout flux quelconque, depuis la selle et la simple diarrhée jusqu'à l'hémorrhagie. Ce procédé s'applique aux maladies chroniques.

Cinquièmement. — Il existe, au bas du cerveau, un centre nerveux « vaso-moteur » qu'on peut influencer en un point situé sur la partie postérieure du cou, au-dessus des vertèbres cervicales. Une pression du doigt sur ce point, maintenue pendant trois à cinq minutes, diminue l'activité cardiaque et, en très peu de temps, fait descendre le pouls le plus agité à l'état normal. Par ce même procédé, nous faisons tomber la fièvre, sans remède, en la moitié du temps qu'il faut à un médicament énergique pour obtenir le même résultat.

Sixièmement. — Quand l'organisme tout entier est affecté, il est tout indiqué de pratiquer un traitement général, afin de libérer la force vitale et de permettre à la machine de reprendre son travail fonctionnel.

Septièmement.— En règle générale, ne pratiquez pas plus d'un *traitement* toutes les trois heures, dans les cas de maladies aiguës ; administrez-en un seulement par jour ou tous les deux jours, dans les cas de maladies chroniques.

Huitièmement. — Ne recourez jamais à ce *traitement* pendant la grossesse ; sauf peut-être en cas de maux de tête ou de douleurs rhumatismales, mais encore avec la plus grande circonspection. Durant cette période, élever énergiquement les bras au-dessus de la tête et les descendre, comprimer la moelle épinière au-dessous des vertèbres dorsales, presser énergiquement la poitrine avec le genou, exposerait la malade à des accidents graves.

EXAMEN OSTÉOPATHIQUE

Chaque cas demande un examen aussi attentif que possible. Le thorax et l'abdomen doivent être étudiés, conformément aux méthodes classiques en usage. Vous devez employer tous les moyens propres à vous faire acquérir une connaissance parfaite de l'état de votre malade. Et, à ce sujet, je dirai qu'il faut apporter plus de soin qu'on ne pense communément à saisir les indices que fournit l'examen par le palper. L'Ostéopathie a tout spécialement pour but de vous faire acquérir cette exactitude et cette habileté. Une palpation scrupuleuse constitue, par excellence, la méthode de diagnostic de l'Ostéopathie. C'est par un toucher exercé que l'ostéopathe détermine la luxation d'un os, la rétraction d'un tendon ou d'un cartilage, la contracture d'un muscle, phénomènes auxquels il attribue, en maintes circonstances, la cause de la maladie. C'est aussi par ses procédés spéciaux qu'il corrige tous ces défauts.

Les vêtements du malade doivent être disposés de manière à vous donner libre accès à l'épine dorsale et au thorax.

Pour faire une exploration intelligente de l'épine dorsale, il faut être absolument familiarisé avec la topographie générale du dos. Le rachis, à l'état normal, présente quatre courbures, savoir :

1° Courbure cervicale, à concavité postérieure, s'étendant de l'apophyse odontoïde à la deuxième vertèbre dorsale;

2° Courbure dorsale, à concavité antérieure, partant du milieu de la deuxième vertèbre et allant jusqu'à la douzième. Le point le plus saillant se trouve à la septième et huitième vertèbre;

3° Courbure lombaire, à concavité postérieure, commençant au milieu de la douzième vertèbre et finissant à l'angle formé par la cinquième vertèbre lombaire et la base du sacrum;

4° Courbure pelvienne, à concavité antérieure, occupant la région intermédiaire entre la base du sacrum et l'extrémité du coccyx.

Évidemment, vous devez posséder une connaissance parfaite de l'état normal du rachis, pour pouvoir en relever exactement toutes les variations. Il y a là, même dans l'état de santé, des variations d'un ordre limité. Les courbures dorsale et pelvienne sont primaires et dues à la forme des vertèbres, tandis que les courbures cervicale et lombaire sont secondaires et de compensation; elles ne font leur apparition qu'après la naissance et dépendent des modifications survenues dans la forme des disques intervertébraux.

La courbure lombaire, qui commence à l'articulation sacro-vertébrale, tombe en avant brusquement; elle paraît s'accentuer davantage si la région fessière est très développée et, par là, l'ostéopathe peut être induit en erreur. L'examen consistera alors à rechercher les points sensibles à la pression. La colonne vertébrale doit s'allonger dans un plan vertical, coupant le corps en deux parties égales d'avant en arrière, lorsque le patient est assis ou qu'il se tient debout; mais souvent on rencontre, dans la région dorsale, une légère courbure latérale dont la convexité est dirigée du côté de la main dont celui-ci se sert habituellement.

Les apophyses épineuses de la colonne vertébrale doivent être normalement disposées aussi dans ce plan vertical; on pourra s'en assurer soit en passant rapidement la main sur elles, soit en les saisissant entre deux doigts de la main et en les descendant vivement le long de l'épine dorsale. Par cette méthode, vous découvrirez facilement toute déviation de l'axe spinal, et la présence d'un point sensible vous révélera de suite une lésion. Le rapprochement de la cause et de l'effet vous permettra, dans ce cas, de déterminer, avec exactitude, le siège de cette lésion. Le plus grand soin doit accompagner ces recherches délicates. L'atlas n'a pas d'apophyse épineuse, mais un simple tubercule seulement, et vous ne devez pas vous étonner de le trouver déplacé en avant. La deuxième vertèbre cervicale est peut-être le point le plus saillant de la région cervicale, dans un rachis normal; sa bifurcation étendue et l'épaisseur de ses apophyses transverses peuvent dérouter le débutant. Les apophyses cervicales sont bifides, depuis la deuxième jusqu'à la sixième inclusivement. La « vertèbre proéminente » ou septième cervicale, dont l'apophyse épineuse dépasse celle des voisines, touche à la première dorsale et il est facile de prendre l'une pour l'autre.

Pour l'exploration, faites asseoir votre patient le tronc droit et mettez à nu l'épine dorsale. Examinez les courbures et remarquez si elles sont normales, diminuées ou accentuées. Une région plate, dans la partie supérieure de l'épine dorsale, signifie que les fonctions du cœur et des poumons sont affaiblies, que la vitalité est diminuée. Si, de la cinquième à la dixième, les vertèbres dorsales font saillie, ou si les lombaires, les dorsales et les cervicales sont presqu'en ligne droite, vous avez un désordre de l'estomac ou des intestins. Toute déviation marquée dans la courbure lombaire peut produire de la constipation ou une affection de l'utérus, des ovaires, ou un dérangement dans les fonctions de la vessie. La position des vertèbres sacrées dépend de celle des autres ; mais ces vertèbres peuvent être légèrement luxées soit à la surface articulaire de l'os iliaque, soit à la vertèbre lombaire inférieure, soit au coccyx. Dans les lésions des articulations sacro-lombaires et sacro-iliaques, vous aurez des troubles dans la région du bassin. Un fléchissement ou une fracture du coccyx peut causer la constipation et les hémorrhoïdes. Notez toutes les courbes latérales que fera ressortir votre exploration attentive. En passant la main le long de l'épine dorsale, vous reconnaîtrez les apophyses épineuses ainsi que tout écart ou déviation du plan vertical. Le patient doit se tenir droit pour vous permettre de faire un examen soigneux.

Déterminez la place de la deuxième vertèbre cervicale par sa proéminence; de la première dorsale, par l'étendue de ses apophyses transverses; de la troisième dorsale, par le bord de l'épine de l'omoplate; de la septième dorsale, par l'angle de l'omoplate; de la quatrième lombaire, par le passage à travers elle d'une ligne joignant les crêtes iliaques.

Vous reconnaîtrez très bien la douzième vertèbre dorsale, en faisant pencher en avant le patient, les bras croisés : cette attitude met en évidence les trapèzes, dont le point de convergence des bords externes indique la place de la douzième dorsale. Vous la reconnaîtrez mieux encore par son articulation avec la dernière côte ou grâce à la brèche naturelle existant entre cette vertèbre et la première lombaire. Une fois satisfait de votre inspection, un examen attentif avec la main vous permettra de découvrir toute irrégularité qui aurait échappé à l'examen visuel. Les apophyses épineuses sont les clefs de la situation, mais, vous devez vous assurer de l'exactitude de vos observations, par l'examen de la sensibilité qui caractérise tout phénomène anormal.

Chaque ostéopathe doit avoir sa préférence en ce qui concerne la position du patient. Pour un examen complet, plusieurs postures peuvent être nécessaires. Nous suggérons l'ordre suivant, le dos devant être mis à nu dans tous les cas :

1° Le patient est assis bien droit, l'opérateur se tient derrière lui;

2° Le patient, assis carrément, se penche en avant, les mains sur les genoux;

3° Le patient, couché sur une table, d'abord sur le côté droit, ensuite sur le côté gauche, fait face à l'opérateur. Celui-ci examine attentivement, l'une après l'autre, chaque épine avec ses processus transverses. Pendant cet examen, le patient doit être en état de relâchement complet. L'opérateur se sert des bras et des jambes du sujet comme leviers, pour exécuter les mouvements explorateurs;

4° Le patient est couché sur le dos, le corps étendu de façon que le nez, le menton et le point situé au milieu et entre les deux pieds se trouvent en ligne droite, les bras allongés de chaque côté. L'opérateur se tient debout à sa tête et examine les deux côtés des vertèbres du cou.

Les apophyses épineuses des vertèbres cervicales ne peuvent guère servir à fournir un diagnostic, mais on doit en étudier les processus transversaux. Une déviation en dehors de la ligne verticale en avant, en arrière ou latéralement, est l'indice d'un trouble dans la région correspondante du corps. Le contrôle de l'apophyse, qui correspond à ce trouble, confirme ordinairement cette constatation. L'atlas peut être exploré seulement sur ses processus transversaux ou « masses latérales » que l'on peut facilement sentir à mi-chemin, entre le processus mastoïdien et la branche descendante du maxillaire inférieur. La sensibilité est ordinairement sinon toujours plus prononcée du côté où le glissement de la vertèbre s'est produit. A l'état normal, on peut généralement passer le bout du doigt entre l'apophyse transverse et le bord de la mâchoire.

Les instructions suivantes ont une grande importance, dans la localisation de certains organes.

La sixième apophyse cervicale est opposée au cartilage cricoïde et au point de naissance de l'œsophage.

La septième apophyse cervicale est au niveau du sommet du poumon.

La huitième apophyse thoracique marque l'extrémité inférieure du cœur et le tendon central diaphragmatique.

La neuvième apophyse thoracique est au niveau de l'orifice cardiaque de l'estomac.

La dixième correspond à l'extrémité inférieure du poumon.

La onzième occupe le bord inférieur de la rate et le bord supérieur du rein droit.

La première apophyse lombaire est au niveau de l'appareil vasculaire rénal et de la région des reins.

La deuxième lombaire est en face du réservoir du chyle et de la troisième partie du duodénum.

La troisième lombaire se trouve juste au-dessus de l'ombilic.

La quatrième lombaire est à la hauteur des crêtes iliaques et de la bifurcation de l'aorte.

Le bout du coccyx marque la jonction de la première et de la deuxième partie du rectum.

Les nerfs spinaux ont leur origine dans la moelle épinière, suivant l'ordre ci-dessous.

Les huit nerfs cervicaux sortent du rachis juste au-dessus de la sixième épine cervicale.

Les six nerfs dorsaux supérieurs prennent naissance entre la sixième apophyse cervicale et la quatrième dorsale; les six nerfs dorsaux inférieurs entre la quatrième et la onzième épine dorsale.

Les cinq nerfs lombaires surgissent entre le niveau des onzième et douzième apophyses dorsales.

Les nerfs du sacrum ont leur source entre la dernière apophyse dorsale et la première lombaire.

CENTRES OSTÉOPATHIQUES

L'ostéopathie fonde sa prétention d'être placée au rang de science thérapeutique par ce fait qu'il existe une relation finie et définie entre un organe déterminé et le système nerveux central. Ce rapport est assuré à travers les segmentations des nerfs spinaux ou à travers le système du grand sympathique, par le moyen de diverses ramifications. L'ordre de cette innervation est constant, quoi qu'il puisse, dans certains cas, varier, comme cela arrive pour certaines parties du corps. Une variation de ce genre n'infirme en rien le droit au rang de science dont l'ostéopathie se réclame, mais elle nous oblige à rechercher avec soin le siège des lésions même dans des régions relativement éloignées du « centre » (1). Un trai-

(1) Nous faisons usage du mot « centre » pour désigner un point de l'épine dorsale où l'on peut atteindre les filets nerveux qui commandent un organe déterminé.

tement spécial de la région affectée, considérée comme siège du mal, est rarement indiqué. La diffusion de la douleur et les conséquences qui en résultent vous imposent la nécessité de supprimer toute contracture, en relation avec la sensation douloureuse. De plus, il arrive parfois que la maladie d'un organe ne produit aucun effet sur son « centre » ordinaire ; dans cette éventualité, il faut explorer avec le plus grand soin les autres régions, afin de découvrir l'origine du trouble. Possédez à fond la localisation des « centres » et n'oubliez pas que, quelquefois, la lésion, cause du mal, doit être recherchée ailleurs que dans son « centre » habituel.

« Presser sur le bouton » semble fascinant pour l'opérateur, au point de vue théorique et pratique ; mais celui-ci doit être assez averti, pour s'attendre à ce que parfois il lui soit très difficile de trouver le bouton.

Voici quelques-uns de ces centres des plus importants.

A l'atlas est le centre des troubles des nerfs vaso-moteurs des yeux et des oreilles, de l'eczéma et autres affections de la face.

L'axis avec la troisième vertèbre cervicale forment le centre général des organes vaso-moteurs, par l'intermédiaire du ganglion cervical supérieur; ces points sont aussi un centre pour les côtés de la tête, le visage, les yeux, le nez, le pharynx, les amygdales et le système vasculaire cérébral.

A la troisième, la quatrième et la cinquième vertèbre cervicale, où naissent les nerfs phréniques, se trouve un centre pour le hoquet.

La cinquième et la sixième cervicale, le ganglion cervical du milieu forment un centre pour la glande thyroïde; ce centre a aussi une action sur le cœur, par le ganglion cervical du milieu.

La région cervicale a pour fonction générale : 1° soit de produire un effet vaso-constricteur, au moyen de ramifications du grand sympathique qui la pénètrent par en-dessous et qui passent à travers les deuxième, troisième, quatrième et cinquième vertèbres dorsales, soit un effet vaso-dilatateur dans les nerfs cervico-spinaux, affectant ainsi toutes les parties du corps; 2° de régir les effets vaso-moteurs locaux, dans les parties du cou, de la tête et de la face correspondant au même côté.

Si l'on considère la région cervicale supérieure comme un centre pour les reins, c'est en raison de l'influence qu'elle exerce sur le système général vaso-moteur du corps entier.

Les centres nerveux qui correspondent aux vertèbres dorsales, de la deuxième à la sixième, sont vaso-constricteurs pour les vaisseaux sanguins des poumons.

Les centres qui se trouvent sur les dorsales, de la troisième à la septième, sont des vaso-moteurs pour les bras, par la voie du plexus brachial.

Ceux de la septième cervicale et de la première dorsale commandent au ganglion cervical inférieur, au cœur, à la glande thyroïde et au tronc basilaire et vertébral.

La deuxième, la troisième, la quatrième et la cinquième dorsale excitent par leurs centres les fibres du cœur, en agissant sur l'anneau de Vieussens.

Les trois premières en règlent le rythme (1).

La quatrième et la cinquième en contrôlent la régularité et la force des battements (2).

La quatrième dorsale, quelquefois la troisième ou la cinquième, est le centre du côté droit de l'estomac. Le centre, qui permet d'agir sur l'en-

(1) Toujours, sous-entendu, les points des centres excitateurs.
(2) Idem.

semble de cet organe, se trouve au niveau de la huitième.

La deuxième et la troisième dorsale sont le centre du muscle ciliaire, des actes de vomissement et des bronches.

Entre la sixième et la dixième dorsale se trouve l'origine du grand splanchnique qui porte, à l'estomac et au petit intestin, les nerfs vaso-dilatateurs, les nerfs vaso-constricteurs et secréteurs.

La huitième, la neuvième et la dixième dorsale, à droite, sont le centre du foie ; les refroidissements dépendent de ce centre, de même que le paludisme est justiciable du centre de la rate et de celui du foie.

La neuvième et la dixième dorsale, à gauche, sont les centres de la rate. Dans le traitement des refroidissements, il faut influencer l'état général du malade, au moyen des centres cardiaques et vaso-moteurs, il faut aussi accorder une attention spéciale au foie et à la rate. La neuvième et la dixième dorsale sont également des centres de l'utérus, par le plexus hypogastrique.

La onzième et la douzième dorsale ainsi que la lombaire supérieure régissent l'intestin grêle et les reins.

La onzième et la douzième dorsale sont un centre pour les ovaires.

La seconde lombaire est le centre pour la parturition, la miction et l'utérus.

La deuxième, la troisième et la quatrième lombaire sont un centre pour la diarrhée.

La quatrième et la cinquième lombaire affectent le plexus hypogastrique qui, avec les filets du plexus aortique, forme le plexus pelvien régissant les organes du bassin.

Les divisions antérieures des nerfs sacrés sont splanchniques dans leurs fonctions et distribuées au rectum, à la vessie, au sphincter de l'anus, au vagin et à l'utérus. Leur rôle paraît être principalement viscéro-moteur.

La deuxième et la troisième vertèbre sacrée sont un centre pour la vessie.

La quatrième un centre pour le vagin.

La quatrième et la cinquième un centre pour le sphincter de l'anus.

Après cet aperçu général des centres le long du rachis, nous allons résumer leurs localisations, en mentionnant les principaux organes et en décrivant les régions dans lesquelles ces organes peuvent être affectés par l'intermédiaire des nerfs qui les gouvernent. D'une façon générale, la circulation est régie par les grands centres vaso-moteurs accessibles dans la région cervicale supérieure et, de plus, elle peut être influencée dans la région comprise entre la deuxième et la cinquième dorsale (sortie des filets nerveux réglant les fonctions du cœur). Elle est également influencée par un traitement appliqué à la région splanchnique, qui contrôle les vaso-moteurs du grand réseau capillaire mésentérique.

En cas de trouble dans l'un des organes ou dans l'un des membres ci-dessous indiqués, recherchez la lésion spinale correspondante à l'aide des instructions suivantes :

Yeux : atlas, troisième vertèbre cervicale et deuxième ou troisième dorsale.

Oreilles : de la deuxième à la cinquième cervicale.

Cerveau : de la première cervicale à la première dorsale.

Pharynx, larynx et amygdales : deuxième et troisième cervicales.

Glande thyroïde : cinquième et sixième cervicales, centre général vaso-moteur et cardiaque; septième cervicale et première dorsale, tête de la première côte, clavicule.

Bras, mouvement, fonctions vaso-motrices,

nutrition : plexus brachial dans la cinquième, sixième, septième, huitième cervicale et première dorsale et aussi, pour les vaso-moteurs, de la troisième à la septième dorsale.

Poumons et bronches : de la deuxième à la sixième ou huitième dorsale et aussi le pneumogastrique.

Cœur : de la deuxième à la cinquième dorsale, attention spéciale à la cinquième dorsale. Le cœur peut encore être atteint par le ganglion cervical moyen ou inférieur et par la première côte correspondant à l'anneau de Vieussens.

Estomac : de la troisième à la cinquième dorsale, pour le côté droit seulement et, d'une façon générale, de la troisième à la huitième; aussi le pneumogastrique.

Foie : neuvième et dixième dorsales, nerfs vaso-moteurs, filets nerveux moteurs du pneumogastrique.

Duodénum : grand splanchnique, de la sixième à la dixième dorsale.

Jejunum et iléon : dorsale inférieure et lombaires, jusqu'à la quatrième, et filets venant du plexus solaire.

Côlon : de la deuxième à la cinquième lombaire, également les filets du plexus solaire.

Rectum : de la deuxième à la cinquième lombaire, par le plexus mésentérique inférieur, action d'arrêt. Vertèbres sacrées, par le plexus hypogastrique, moteur, également troisième et quatrième dorsales.

En traitant ce viscère, additionnellement à la manipulation spéciale, il est toujours avantageux d'actionner directement l'abdomen, en apportant une attention toute particulière à la région du plexus solaire. Cela a pour effet de faire circuler le sang, par la compression, de soulager ainsi la vénosité et de calmer l'action péristaltique. En cas de paresse d'un organe, cela stimule aussi les plexus d'Auerbach et de Meissner, dans leurs fonctions motrices et sécrétrices. Enfin cela dissout à l'occasion les masses de matières fécales accumulées dans le canal abdominal.

Utérus : de la deuxième à la cinquième lombaire, neuvième et dixième dorsales.

Organes génitaux en général : de la deuxième à la cinquième lombaire.

Vessie : deuxième, troisième et quatrième sacrées.

Sphincter de l'anus : cinquième sacrée.

La connaissance de l'emplacement des centres est pour l'ostéopathe d'un avantage incalculable, puisque c'est d'elle que dépendent l'exactitude du diagnostic et la nature du traitement à administrer. La lésion d'un os dans une des zones que nous avons indiquées, comme renfermant le centre d'un certain organe, peut amener la maladie de cet organe; d'autre part, la lésion d'un organe peut se manifester par un point sensible, au niveau du centre correspondant dans l'épine dorsale. Cette sensibilité anormale peut affecter les points suivants :

1° Extrémités des apophyses épineuses, indiquant ordinairement un trouble antérieur;

2° Au-dessus des apophyses épineuses et à une distance latérale d'environ deux centimètres et demi du point d'articulation de la côte avec l'apophyse transverse de la vertèbre, indiquant un mouvement latéral et souvent une saillie en avant du corps de la vertèbre;

3° La sensibilité douloureuse peut se manifester à l'angle de la côte, révélant alors la rotation ascendante ou descendante de la côte autour de l'axe qui relie ses deux extrémités;

4° L'hypéresthésie, associée à l'un des trois états précédents, peut se présenter dans les muscles de cette région, d'un côté ou d'un autre des apophyses épineuses.

Pour déterminer ces différents états, le patient peut être assis ou couché.

Une pression délicate révèle les endroits sensibles. Pour explorer les angles des côtes, dans la région interscapulaire, le bras, du côté choisi, doit être saisi au coude et ramené fermement sur la poitrine. Ce procédé dégage les côtes de l'enveloppe scapulaire. Dans tous les cas, il faut faire disparaître toute contraction musculaire : pour cela, le patient étant placé sur une table, on exerce une pression ferme et soutenue sur les muscles et on détend la peau, en la massant de haut en bas ou de bas en haut. Cette manipulation calme la douleur et peut suffire dans les cas aigus à faire disparaître le trouble.

En plus de ce traitement, il est utile d'imprimer au corps un mouvement de balancement d'un côté et d'autre et aussi un mouvement de rotation autour du point affecté. On obtient un bon résultat, pour faire disparaître les contractions des muscles et des ligaments, en projetant l'épine dorsale en avant.

TRAITEMENT GÉNÉRAL

L'ostéopathe, qui soigne toutes les maladies de la même manière, ne mérite ce titre en aucune façon, bien qu'il y ait nombre de cas où il est utile de pratiquer ce que l'on appelle un « traitement général », comme par exemple dans les cas de mélancolie, de lassitude et d'assoupissement, d'atonie glandulaire, d'adynamie, d'affaiblissement de la circulation, de manque d'appétit, etc... Le traitement général est de tous les procédés ostéopathiques le plus facile à pratiquer et, par cela même, il a donné lieu à la croyance vulgaire que dans les traitements ostéopathiques on ne peut jamais faire de mal. C'est une erreur. Le traitement général, pratiqué délicatement, ne produit que de bons effets, mais s'il est appliqué à l'aventure, par un profane de la science, il peut occasionner un sérieux préjudice.

Opérez comme suit : 1° Débarrassez le patient d'une partie de ses vêtements, de manière à vous donner libre accès à l'épine dorsale, et étendez-le sur une table. Relâchez les muscles du cou, par un mouvement de balancement, en ramenant délicatement la tête inclinée d'un côté à la position normale et en pressant, en même temps, les muscles du cou du côté opposé. Faites cela pour chaque côté de la tête. Puis, soulevez la tête du patient dans une main et pressez sur les muscles de la partie postérieure du cou. Répétez cette manœuvre trois ou quatre fois et vous provoquerez le relâchement des muscles du cou ainsi que le rétablissement de la circulation normale dans le système ganglionnaire cervical du grand sympathique. 2° Le patient étant étendu sur le côté et, vous servant de son bras comme levier, pressez sur les muscles du rachis, en commençant à la première dorsale et en parcourant successivement jusqu'au bas toutes les régions spinales. Opérez ainsi des deux côtés. 3° Le patient est couché sur le ventre, les bras pendants. Il doit bien s'abandonner sans se raidir en aucune façon. Procédez alors à la malaxation vigoureuse vers le haut et vers l'extérieur des muscles, depuis le haut jusqu'au bas de l'épine dorsale. 4° Le malade est couché sur le dos, les jambes fléchies, massez à fond l'abdomen, en suivant la direction du côlon, pétrissez également les régions du foie, de la rate et du pancréas (1). 5° En dernier lieu étirez complètement le rachis, en vous servant pour cela de l'appareil à suspension. Vous pouvez aussi faire coucher le patient sur le dos et, pendant qu'un aide le tient par les chevilles, vous lui prenez les épaules et vous étirez vigoureusement la colonne vertébrale. L'effet de ce procédé sera augmenté, si vous imprimez en même temps au corps de fortes oscillations d'un côté et d'autre. Au lieu de placer les mains aux épaules, vous pouvez tenir la tête du patient, en plaçant une main sur le menton et l'autre sur l'occiput. Procédez avec précaution, pour ne point faire de mal à votre sujet.

RÉDUCTION D'UNE CÔTE

Tous les ostéopathes s'accordent à dire que la luxation des côtes se rencontre fréquemment chez les malades. Pour réduire une côte luxée, il faut d'abord déterminer d'une manière exacte

(1) Le pancréas est derrière le foie et l'estomac; il faut donc masser le dos, pour l'influencer.

la nature et l'importance de la dislocation. Pour soulever la partie vertébrale de la côte, faites coucher le malade sur le côté opposé à cette côte; d'une main étendez fortement le bras du patient, dans le prolongement du corps, en même temps, de l'autre main, exercez une forte pression sur la côte, à la tête, avec les doigts, à l'angle avec le pouce; pressez de dehors en dedans et de bas en haut. Le patient aspire profondément, pendant que vous lui levez le bras, et il expire, pendant que vous lui ramenez le bras le long du corps. La pression de la main sur la côte doit être maintenue jusqu'au retour du bras à la position normale. (Voyez planche 17.)

AUTRES MÉTHODES

Même position que ci-dessus. Placez le coude du patient contre votre abdomen ou contre votre poitrine. Avec vos deux mains, exercez une pression vers l'extérieur, sur les côtes, depuis les vertèbres jusqu'aux angles, et réduisez en les déplaçant vers le haut ou vers le bas, suivant le cas.

Le patient est couché sur le ventre, dans un relâchement complet. Appliquez le pouce d'une main sur l'angle de la côte ou entre l'angle et la tête et, avec l'autre main, placée au delà de l'angle, exercez une pression de bas en haut ou de haut en bas, suivant le cas; puis appuyez subitement avec le pouce sur la tête de la côte, pour la remettre à sa place.

Le patient est couché sur le dos. Passez la main sous lui, les doigts sous la côte endommagée. Placez le bras du patient en travers de la poitrine et, saisissant le coude fermement, pressez la côte de dedans en dehors et de haut en bas. Cette manœuvre dégage la côte et la fait glisser à sa place. Une bonne méthode consiste à placer le genou dans le dos, contre l'angle de la côte, et à placer la main opposée au genou sur l'articulation de cette côte avec le sternum. Le patient doit prendre une bonne respiration. Avec l'autre main levez-lui le bras et tirez-le en arrière. Dans cette position, vous exercez une pression sur la côte, devant et derrière, avec la main et avec le genou.

LES MALADIES

Leurs causes et leur traitement au point de vue ostéopathique

ACCOUCHEMENT

Voyez : Obstétrique.

ACNÉ

Le traitement ostéopathique consiste : 1° dans la stimulation des reins et dans la correction de la lésion spinale, dont le centre se trouve à la onzième et à la douzième vertèbre dorsale ou à la première lombaire ; 2° dans l'action exercée sur les vaso-moteurs, dans la région cervicale ; 3° dans la modification de tout ce qui peut affecter les fonctions intestinales. Il faut exciter les vaso-moteurs et faire disparaître toute entrave à la circulation du sang. S'il s'agit d'une femme, il est absolument indispensable de corriger tous les désordres de la matrice. Il y a des cas particulièrement difficiles. Apportez une attention spéciale à la diète.

Régime. — Lait, œufs, céréales, bouillons de viande, gibier, pas de pâtisseries, pas de sucreries, pas d'aliments gras.

AFFECTIONS PULMONAIRES

Une bonne circulation dans le système pulmonaire et une respiration régulière et profonde auront raison de toute affection des poumons à ses débuts.

Lésion. — Généralement ancienne. Elle se présente dans la région dorsale, entre la deuxième et la sixième vertèbre. Chacune des six côtes supérieures peut également être en défaut. Examinez soigneusement les extrémités spinales et sternales.

Traitement. — 1° Couchez le patient sur le côté et exécutez une manipulation générale de la région interscapulaire. 2° Vous tenant debout à la tête, placez une main sous l'angle d'une des côtes, avec l'autre main, levez-lui et abaissez-lui le bras. Recommencez cet exercice pour chacune des côtes suivantes. Opérez ainsi des deux côtés. Il est utile, dans ce cas, d'être assisté d'un ostéopathe auxiliaire, car alors on peut faire travailler les deux côtés en même temps. 3° Couchez le patient sur le dos; vous tenant derrière lui, levez-lui les bras au-dessus de la tête, pendant qu'il prend une profonde inspiration. Le patient doit garder son souffle aussi longtemps que possible. Abaissez-lui les bras au moment où il fait l'expiration. 4° Faites asseoir le patient sur un tabouret, ramenez-lui les bras en haut et en arrière. 5° Couchez le patient sur le dos. Séparez les côtes et relâchez les muscles intercostaux, en plaçant les doigts entre les côtes, près de l'articulation, et en les écartant.

ALBUMINURIE OU MAL DE BRIGHT

La lésion spinale, qui peut se trouver de la sixième vertèbre dorsale à la deuxième lombaire, doit être corrigée. On observe toujours dans cette région de la contracture des muscles et de la tension des ligaments, bien qu'il n'y ait pas toujours lésion osseuse. Le patient est d'abord couché sur le ventre : la pression ascendante et externe des muscles de la région dorso-lombaire provoquera la détente complète. Faites osciller la portion inférieure de l'épine dorsale. Puis, le patient étant toujours étendu sur le ventre, posez une main fermement au point voulu de l'épine et exercez-y une pression ferme, avec l'autre main balancez les jambes d'un côté et d'autre. Couchez le patient sur le dos, les jambes et les cuisses fléchies ; vous penchant sur lui, posez les doigts sous les épines dorsales et soulevez-le par le bout des doigts. Vous pouvez aussi pratiquer le même traitement, le patient étant complètement allongé et entièrement détendu. Le poids du malade sert ainsi à obtenir le résultat voulu. Le procédé consistant à étendre l'épine dorsale, à l'aide de l'appareil à extension, est tout indiqué. Le maillot chaud, la sudation et les eaux alcalines sont de bons auxiliaires. Dans le cas où la maladie est bien prononcée, un traitement de plusieurs mois est nécessaire.

RÉGIME. — La question diététique est plus importante dans cette maladie que dans toutes les autres.

Dans beaucoup de cas, le lait écrémé constitue

l'aliment par excellence; si le malade est faible, 3 à 4 litres par jour suffisent; s'il prend assez d'exercice, ajoutez au régime lacté les céréales, les noix, les noisettes, le riz et le pain rassis.

Pas de viande, pas d'alcool, pas de tabac, etc.

AMYGDALITE, ESQUINANCIE

LÉSION. — Les muscles du cou sont toujours en état de contracture intense. Le plus souvent, la lésion principale se trouve dans la région cervicale médiane ou supérieure. Il en est toujours ainsi dans les cas chroniques.

Traitement. — Lorsque la maladie est à la période aiguë, il faut procéder à la manipulation délicate des muscles du cou. Exercez une douce pression sur les amygdales tuméfiées, jusqu'à ce que l'enflure ait disparu. Plongez les doigts dans l'eau froide et comprimez légèrement les amygdales et l'intérieur du palais. L'eau froide prévient la difficulté de respirer. Une compresse froide autour du cou est utile. Quand il y a suppuration, employez les gargarismes antiseptiques ou les pulvérisations. Dans les cas aigus, faites plusieurs séances par jour; dans les cas chroniques, réduisez la lésion vertébrale, et les tissus reprendront leur état normal, quand la circulation sera régularisée.

Régime. — Dans les degrés avancés, l'alimentation liquide est nécessaire. Quelquefois la déglutition est impossible. Dans ce cas, des petits morceaux de glace à sucer étancheront la soif et calmeront la douleur. L'alimentation par la voie rectale est rarement nécessaire.

Prise au début, la maladie n'est jamais sérieuse.

ANÉMIE

L'anémie n'est pas une maladie, mais un symptôme. Les causes en sont très variées et, par suite, la nature du traitement à employer. La plupart du temps, ces causes sont les mêmes que celles qui produisent la constipation, les troubles digestifs, les désordres de la menstruation et de la circulation. La chlorose cédera sous l'influence d'une forte stimulation des centres de la circulation, associée au traitement réparateur des différentes affections ci-dessus indiquées. Une lésion très fréquente se rencontre dans la région lombaire, à la hauteur des deuxième, troisième ou cinquième vertèbres, provoquant soit la constipation, soit un désordre de l'utérus, soit l'un et l'autre à la fois. L'excitation générale du foie et de la rate, la stimulation pratiquée sur les huitième et neuvième vertèbres dorsales, ainsi que la réduction de toutes lésions pouvant exister en ces points seront très efficaces. Souvent la cause de l'anémie réside simplement dans la dépression de la clavicule ou l'affaissement des côtes. Si les symptômes sont accompagnés de troubles digestifs, regardez s'il n'y a pas de côte ou de vertèbre déplacée, entre la quatrième et la huitième dorsale. L'exercice au grand air, les bains froids, le changement d'occupation sont très indiqués.

Régime. — Lait entre les repas et surtout au moment de se coucher, œufs sous toutes les formes, viande saignante, crème glacée. S'abstenir de pickles, de vinaigre, de mets épicés, de jus et de sauces relevées.

ANGINE DE POITRINE

L'angine franche de poitrine est une névralgie de la région précordiale. Dans la fausse angine c'est la région intercostale qui est le siège du trouble. Eventuellement, elle peut n'être qu'une action réflexe de l'estomac. Examinez attentivement les parois du thorax ainsi que les côtes et les vertèbres, depuis la deuxième jusqu'à la sixième. Presque toujours, vous constaterez une légère dislocation des troisième, quatrième ou cinquième côtes du côté gauche. Ordinairement cette dislocation se produit à l'extrémité vertébrale et donne naissance à des points sensibles à l'angle de la côte, aux articulations chondro-costale et sterno-costale, et le long des espaces intercostaux. Quelquefois, il existe une déviation de la première côte. Examinez attentivement les cinquième et sixième vertèbres cervicales, au point de vue des troubles possibles du ganglion cervical moyen. La courbure antérieure ou latérale dans la région dorsale supérieure est fréquente. Dans les cas de tachycardie et d'élévation dans la pression du sang, vous obtiendrez de bons résultats, en comprimant, avec fermeté, les ganglions cervicaux moyen et inférieur ; dans les cas de bradycardie, au contraire, vous activerez l'action cardiaque, par l'excitation de ces points. Frictionnez le cœur et les espaces intercostaux. L'usage du tabac, de l'alcool, etc... doit être interdit. La vie tranquille au grand air est indiquée. Les fausses angines peuvent être guéries complètement, l'angine franche n'est que soulagée.

RÉGIME. — Prescrivez l'usage d'aliments concentrés, nutritifs et de digestion facile.

APOPLEXIE

En plus des précautions usuelles, telles que : bains, diète, etc... l'ostéopathe procédera comme il suit : avant tout, relâcher largement les muscles de la région cervicale congestionnés et contractés, ce qui diminuera la pression artérielle, en facilitant la circulation et en calmant l'action des vaso-constricteurs ; régulariser ensuite la circulation, en manipulant d'une façon calme les muscles du dos de chaque côté de l'épine dorsale. La dislocation de l'atlas et celle de l'axis suffisent pour produire l'état apoplectique. La réduction de ces vertèbres a guéri bien des cas de ce genre. La clavicule et la première côte sont des points importants à considérer.

La manipulation des nerfs et des muscles affectés est très efficace, pour maintenir la vitalité des tissus. Entretenez la liberté des intestins et l'activité des reins. Applications glacées à la tête et à la nuque; applications chaudes aux pieds.

RÉGIME. — Alimentation substantielle, sous forme liquide. Œufs à la coque peu cuits, bouillon de bœuf, etc...

S'abstenir de tout excitant alcoolique.

APPENDICITE

La lésion doit être recherchée dans la région dorsale inférieure et dans la région lombaire. L'appendicite peut être idiopathique ou symptomatique d'une simple contraction résultant de la constipation, de l'impaction, etc. Elle peut aussi être consécutive à différentes affections aiguës. Le traitement doit avoir pour but de rectifier le dérangement des vertèbres. Examinez attentivement la onzième et la douzième côtes. Une manipulation délicate sur la fosse iliaque droite, une douce manipulation du membre inférieur avec rotation externe sont utiles. La constipation et l'invagination de l'intestin doivent être vaincues, par des lavements, même électriques. Des applications chaudes peuvent servir à éloigner la congestion et la douleur. Le traitement doit être pratiqué tous les jours à plusieurs reprises différentes, afin de dompter la douleur et l'inflammation. Il y a des cas assez graves pour que l'intervention chirurgicale soit nécessaire, mais l'ostéopathie a réalisé des succès merveilleux dans la guérison de cette maladie, et cela sans opération.

RÉGIME. — Lait et petit lait, œufs battus, bouillons nourrissants. Evitez les aliments longs à digérer.

ARTHRITE

Les causes de cette maladie sont souvent éloignées. Chez la femme, examinez attentivement s'il y a une affection utérine. L'arthrite semble être l'effet d'une irritation périphérique du système nerveux central. Il y a ordinairement des lésions spinales correspondant aux articulations affectées. Le traitement consiste, pour faire disparaître ces lésions, à actionner les nerfs des articulations et à masser parfaitement les tissus voisins, de façon à provoquer l'absorption lymphatique et à faciliter la circulation. Il faut entretenir l'activité des organes d'excrétion et leur assurer une circulation régulière. Les articulations malades doivent être étendues et fléchies plusieurs fois à chaque traitement. Comme adjuvant, les bains sont recommandés. La guérison est la règle, si la maladie est prise au début; si la maladie est plus avancée, il faut quelquefois de longs mois pour la guérir. Un régime diététique et l'exercice sont recommandés.

RÉGIME. — De bons rosbifs, des biftecks, du mouton, de la volaille, du poisson, des œufs et du lait. Évitez un régime débilitant.

ASCITE

Cette affection peut résulter d'un vice cardiaque, d'une insuffisance valvulaire, d'un trouble hépatique ou rénal. Les lésions variant avec la cause, vous devez examiner soigneusement ces organes, pour déterminer la place de la lésion. L'affaissement des vertèbres ou des côtes de la septième à la dixième, peut être la cause d'une obstruction du foie. La lésion se trouvera à la onzième ou à la douzième vertèbre dorsale, s'il s'agit d'une affection des reins; entre la troisième et la sixième dorsale, si vous êtes en présence d'une insuffisance cardiaque. Stimulez l'action du cœur et augmentez l'activité de la circulation. Le traitement général, en plus de la cure spécifique, est indiqué. Opérez tous les jours, jusqu'à disparition de l'excès des sérosités. Prise au début, l'ascite guérit en quelques jours. Le régime constitue une partie importante du traitement; il doit varier suivant les organes affectés.

Régime. — Diète sèche; pain et viande. Quelques-uns conseillent la diète liquide; nous ne sommes pas de cet avis, excepté pour les cas où la quantité d'urine émise est insuffisante.

ASTHME

Dans cette affection, la lésion se trouve ordinairement localisée entre la troisième et la septième côte de l'un ou l'autre côté. La plupart du temps, l'asthme est dû à la descente d'une ou de plusieurs de ces côtes. Il y a habituellement de la sensibilité à la pression aux angles des côtes, à leurs articulations costo-transverses et quelquefois à la tête de la première côte.

Élevez les côtes par l'une des méthodes indiquées (Voyez planches 13, 17 et 32). La forte compression du ganglion cervical inférieur produit un soulagement. Dans quelques cas, une pression exercée à la tête de la première côte adoucira les accès les plus violents. Traitez deux fois par semaine; il est rarement nécessaire de traiter plus souvent. Cessez le traitement lorsque la lésion est réduite.

Dans les cas simples, l'asthme disparaît presque toujours dans l'espace de un à deux mois.

ATAXIE LOCOMOTRICE (TABES DORSAL)

Dans cette maladie, il y a toujours une lésion spinale, quoiqu'il soit difficile, dans certains cas, d'en déterminer le foyer. Ordinairement, cette lésion est située dans la région lombaire ou la région dorsale inférieure. Quelquefois, elle intéresse des côtes et les nerfs intercostaux. Relâchez bien toute l'épine dorsale, par extension ; réduisez les luxations et séparez les côtes l'une de l'autre. Faites disparaître les crises gastriques, par la réduction des lésions et par la pression énergique de la région dorsale. Supprimez l'acuité de la douleur, par la compression des nerfs de la région lombaire. Pratiquez une forte rotation externe du membre inférieur et appuyez fermement sur le nerf sciatique, environ à mi-chemin entre le grand trochanter et la tubérosité de l'ischion. Demandez au patient d'abandonner progressivement l'usage de la morphine parce que, tant qu'il se trouve sous l'influence des préparations opiacées, vous ne pouvez pas obtenir de grands résultats. Les applications chaudes peuvent être utiles.

Dans la presque totalité des cas, les malades

sont soulagés, beaucoup d'entre eux améliorent continuellement leur état et quelques-uns guérissent. Il est nécessaire de continuer longtemps le traitement.

Ne promettez jamais la guérison, car il est impossible de prédire le résultat même dans les cas où la lésion est bien définie; celle-ci peut être secondaire ou accidentelle.

RÉGIME. — Prescrivez une nourriture généreuse : telle que beurre, suc de viande, crèmes, huile de foie de morue, etc. Évitez les liqueurs, le tabac et tous les excitants.

ATROPHIE MUSCULAIRE PROGRESSIVE

La cause de cette maladie est encore inconnue des médecins. Les ostéopathes ont découvert un trouble, correspondant à cette affection, dans les régions dorsale et cervicale supérieures. Les nerfs trophiques des muscles du bras semblent en connexion avec le plexus brachial et peuvent être affectés soit par le plexus lui-même, soit par ses vaso-moteurs de la région dorsale supérieure. Portez votre attention sur le ganglion cervical. Vérifiez le réseau artériel vertébral. Le relâchement complet et l'extension des épines dorsales et cervicales seront utiles. La lésion peut aussi se trouver dans la région dorsale inférieure ou dans la région lombaire. Les bains et l'exercice modéré sont indiqués.

Dans les cas avancés, on ne peut guère songer qu'à arrêter les progrès de la maladie.

RÉGIME. — Tout aliment nourrissant.

BRADYCARDIE

C'est un symptôme dont il faut rechercher la cause. Dans bien des cas, le trouble se trouve dans les fibres sympathiques des ganglions cervicaux inférieur et moyen. La lésion a ordinairement son siège dans la région dorsale supérieure. Assez rarement, elle est due à l'action réflexe d'un désordre périphérique sur le nerf pneumogastrique (nerf cranien de la dixième paire). La bradycardie se combat par l'extension de la colonne vertébrale, le soulèvement des clavicules et le traitement des côtes supérieures. Une sensibilité marquée se manifeste aux apophyses épineuses des vertèbres de la deuxième à la cinquième. Il y a aussi de la sensibilité et de la contracture entre les côtes, dans la partie vertébrale. Enfin, il existe ordinairement une sensibilité correspondante, entre les côtes, antérieurement. Elle se trouve plus prononcée aux articulations chondro-sternale et chondro-costale. J'ai constaté qu'une forte dilatation du sphincter de l'anus est parfois efficace.

Le recouvrement de la santé est ordinairement la règle.

BRONCHITE

Le traitement de la bronchite aiguë ou chronique doit s'adresser aux vaso-moteurs des tubes bronchiques et également aux fibres motrices. On obtient les meilleurs résultats par la stimulation pratiquée aux 2e, 3e et 4e côtes. Le patient étant placé sur un tabouret, vous provoquerez l'élévation de ces côtes, en pressant avec le pouce sur la tête de chacune d'elles, en même temps que vous porterez le bras en haut et légèrement en arrière.

Prenez garde de ne pas disloquer l'épaule. Ensuite, le patient étant couché sur le côté, séparez les côtes, en en maintenant une d'une main et en soulevant la côte voisine avec l'autre main. Cette manipulation doit être effectuée successivement sur les quatre premières côtes. Puis couchez le patient sur le dos et écartez les cartilages costaux avec les doigts des deux mains placés dans les espaces intercostaux. Enfin, placez votre genou contre la région dorsale supérieure et portez les bras du patient en haut et en arrière, pendant qu'il aspire profondément; laissez retomber les bras à l'expiration. La bronchite aiguë exige un ou plusieurs traitements journaliers.

CALCULS BILIAIRES

Le foie est ordinairement hypertrophié et révèle une sensibilité marquée au toucher. La plupart du temps, la lésion caractéristique est localisée entre la huitième et la dixième vertèbre dorsale ou dans les côtes correspondantes. En cas de crise, vous obtiendrez du soulagement, en appuyant sur un point situé à environ 5 centimètres au-dessus et à la même distance à droite de l'ombilic. La manipulation parfaite de toute la région ombilicale, en exerçant un mouvement descendant dans la direction du conduit hépatique, facilitera l'expulsion des calculs. Une stimulation énergique, pratiquée sur le bord des cartilages des neuvième et dixième côtes, facilitera l'action péristaltique et aidera à la guérison. Vous devrez aussi pratiquer l'élévation et la séparation des côtes, corriger toute lésion osseuse, entre la huitième et la dixième vertèbre dorsale et stimuler l'action générale du cœur et des poumons, pour augmenter l'oxydation.

Le soulagement est certain, la guérison est la règle.

CALCULS RÉNAUX

La région du foie et la région des reins, dans l'épine dorsale, doivent constituer le siège du traitement. Pour faciliter le passage d'une pierre exercez une manipulation délicate sur la ligne de l'uretère et en descendant. Vous soulagerez aussi le malade, en exerçant une pression ferme de la dixième vertèbre dorsale à la première lombaire. Massez doucement l'abdomen, au-dessus de chaque rein, et relâchez complètement le carré lombaire. Si l'urine révèle la présence d'acide urique, les eaux alcalines sont tout indiquées; si elle contient de l'oxalate de chaux, il faut appliquer un traitement général, pour augmenter l'oxydation. Le malade doit prendre beaucoup d'exercice au grand air. Activez la respiration, en plaçant votre genou contre le dos du patient et en lui élevant les bras ou par toute autre méthode. Les bains chauds procurent souvent du soulagement.

Régime. — La guérison est assurée, dans la majorité des cas. Viandes, si l'urine est phosphatée; lait et légumes, si elle contient des dépôts d'acide urique. Dans un cas comme dans l'autre, le malade ne doit pas boire moins de deux litres d'eau par jour.

CATARACTE

La cataracte est ordinairement la suite d'une lésion dont le centre se trouve sur l'atlas ou bien au centre cilio-spinal, dans la région dorsale supérieure. Une fois sur cent, il y a du diabète; 6 fois sur cent de l'albuminurie. La mauvaise qualité du sang et l'état de trouble du système nerveux favorisent donc le développement de cette maladie. Résorber les éléments morbides, par la circulation, est l'indication qui s'impose à l'ostéopathe. Corrigez toute lésion dans les régions cervicale et dorsale supérieures. Traitez le ganglion cervical supérieur, très légèrement, pas plus de deux ou trois fois par semaine. Pratiquez tous les jours la vibration des yeux, en appliquant les doigts d'une main sur les paupières fermées et en frappant avec l'autre main par coups rapides et légers. Stimulez les vaisseaux lymphatiques, en faisant mouvoir les yeux de côté et d'autre entre le pouce et les doigts. L'exercice au grand air, pratiqué régulièrement et convenablement, aidera au rétablissement de la santé générale du malade. Faites en sorte que celui-ci soit pourvu de verres appropriés.

Dans quelques cas rebelles, il est indispensable de s'adresser à un chirurgien spécialiste, mais toujours le traitement ostéopathique produit des résultats bienfaisants, remarquables parfois, et souvent il est couronné de succès.

Régime. — Nourriture substantielle, pour reconstituer l'organisme entier.

CÉPHALALGIE (DOULEURS DE TÊTE)

Dans la céphalalgie constante ou périodique, la lésion peut se trouver soit dans la région cervicale ou dorsale supérieure, soit dans la région lombaire. Les douleurs de tête peuvent accompagner ou suivre un certain nombre d'autres affections. Pour obtenir une guérison permanente, il faut combattre ces différents troubles. Le traitement habituel consiste à relâcher complètement les muscles du cou et de la partie supérieure de la région dorsale. Élevez les clavicules, assurez la circulation dans le cerveau, en massant, avec les pouces et de haut en bas, les veines jugulaires, à partir des trous jugulaires. Calmez les battements du cœur, par la compression de l'anneau de Vieussens. La compression des points d'émergence des nerfs craniens de la cinquième paire arrêtera la douleur antérieurement, tandis que la compression des nerfs grand-occipital et sous-occipitaux supprimera la douleur dans la partie postérieure. En serrant fermement la région sous-occipitale et en rejetant la tête en arrière, vous ralentirez l'arrivée du sang par les artères vertébrales et faciliterez en même temps la circulation veineuse. Pressez légèrement sur le plexus solaire et relâchez pleinement la région splanchnique.

La céphalalgie doit céder invariablement au traitement ostéopathique.

CHOLÉRA INFANTILE

Le traitement ostéopathique consiste à exercer une ferme compression de l'abdomen, sur le plexus solaire et le plexus mésentérique inférieur. Il est bon ensuite de faire une douce manipulation de tout l'abdomen. On soulage le petit malade, en pressant fermement les nerfs splanchniques et spinaux de la région dorsale à la région coccygienne. La pression des pouces sur les deux côtés de l'épine dorsale, dans la région lombaire, le patient couché sur la face, est un procédé très efficace. L'épine dorsale doit être poussée en avant, en pliant les jambes en haut et en arrière, pendant qu'on presse sur la région lombaire. Le traitement doit être appliqué plusieurs fois par jour. On peut administrer des lavements chauds. La température de l'eau doit pouvoir être supportée par le coude. Ces lavements, composés d'eau bouillie et de mousse de savon, doivent être d'une contenance d'au moins un litre chacun, pour pouvoir laver complètement le côlon. On peut les faire suivre d'injections d'eau froide, contenant une solution d'acide tannique à vingt-cinq pour cent, à l'effet de précipiter les toxines du vibrion cholérique.

La maladie est facilement guérie, si elle est prise au début. Il faut lutter énergiquement, si elle se trouve dans une période avancée.

Régime. — Pas de lait jusqu'à ce que les symptômes aient disparu. Pas de nourriture, pendant vingt-quatre ou trente-six heures. Une cuillerée de champagne ou de cognac avec de l'eau préviendra l'abattement. Des bains chauds à la moutarde, suivis de frictions, seront également utiles. Après vingt-quatre heures, donnez de l'eau d'orge et ensuite des bouillons au jus de viande et des blancs d'œufs.

CHOLÉRA MORBUS

Arrêtez les nausées et les vomissements, en comprimant la quatrième et la cinquième côte du côté droit, en même temps que vous effectuez la séparation des côtes, par l'élévation du bras droit. Pressez fermement les nerfs splanchniques et lombaires. Administrez un lavement chaud à l'eau de savon. Le malade doit rester tranquille. Donnez de l'eau en petite quantité. La soif sera étanchée par du thé glacé sans sucre ou par des petits morceaux de glace. Le traitement doit être plus rigoureux chez les adultes. Pas d'alimentation, tant que les symptômes sont prononcés.

RÉGIME. — Bouillons de viande, lait et eau de chaux, en petite quantité, jusqu'à la convalescence; ensuite, reprenez graduellement le régime ordinaire.

CHORÉE OU DANSE DE SAINT-GUY

Quand cette maladie n'affecte que le visage et les bras, la lésion se trouve vers les vertèbres cervicales ou dans la région dorsale supérieure. Lorsqu'un groupe musculaire seulement est intéressé, la lésion se trouve dans la région spinale, au point d'émergence des nerfs qui desservent les muscles affectés. Un bon traitement général de la colonne vertébrale, comprenant l'extension parfaite de l'épine dorsale, et la réduction de la lésion amèneront la guérison. Dans les cas où la maladie est ancienne, il peut arriver que le siège de la lésion ne présente pas de sensibilité particulière.

Chez les femmes, vous devez toujours rechercher s'il n'y a pas de troubles utérins, de la constipation ou des flatulences et corriger ces dérangements, s'il y a lieu.

Les bains excitants et l'exercice au grand air sont à recommander. Environ 50 pour cent des malades sont guéris par le traitement ostéopathique.

Régime. — Prescrire une alimentation très substantielle.

CIRRHOSE DU FOIE

Recherchez le centre correspondant à la lésion dans la région splanchnique ; ordinairement il se trouve entre la huitième et la dixième vertèbre dorsale ou dans les environs. Vous obtiendrez d'excellents résultats, en stimulant les nerfs de cette région et en réduisant les lésions vertébrales. Pratiquez l'élévation des côtes, de la sixième à la dixième. Souvent, vous trouverez une contracture des muscles intercostaux. Examinez le diaphragme et les côtes auxquels cet organe est relié, parce que ce muscle peut être en défaut et nuire à la circulation. La rate est souvent atteinte et très hypertrophiée. Le patient, étant couché sur le dos, avec les jambes fléchies, pétrissez bien le foie. Faites-lui faire une profonde inspiration et, pendant l'expiration, pressez en remontant sous les cartilages costaux, du septième au dixième. L'alcool doit être interdit. S'il y a inanition, dyspepsie, assimilation défectueuse, l'estomac et les intestins doivent être manipulés avec soin. Apportez une attention toute spéciale aux centres du cœur (première et cinquième côtes). Si le cas présente de l'ascite, procédez antérieurement à la stimulation générale des reins. Provoquez le relâchement, en pressant sur le centre des reins, depuis la onzième vertèbre dorsale jusqu'à la première lombaire. Pas d'alimentation liquide, quand il y a de l'ascite.

La cirrhose du foie est difficile à guérir.

Régime. — Lait avec pain grillé; eau chaude en grande quantité. Pas de sucreries, pas de graisse ni d'aliments frits.

CONSOMPTION. PHTISIE PULMONAIRE. TUBERCULOSE DES POUMONS

Il est bon de connaître le résultat de l'analyse des crachats.

Les lésions additionnelles aux symptômes que l'on rencontre habituellement, sont la dépression des côtes et la sensibilité aux angles des côtes recouvrant la partie affectée du poumon. La sensibilité se manifeste également dans les espaces intercostaux et aux articulations chondro-costales Dans la région dorsale, le rachis est invariable ment droit ou courbé antérieurement, la courbure normale ayant partiellement disparu. Dans quelques rares cas, la déviation d'une côte, et même de deux ou trois, est la seule cause des désordres. Voyez si les clavicules ne sont pas déprimées.

Traitez vigoureusement la région dorsale, de la première à la huitième vertèbre. Attention surtout à la circulation. L'excitation, appliquée au ganglion cervical inférieur, diminuera la rapidité des battements du cœur. Élevez les côtes, par l'une des méthodes indiquées. Séparez-les antérieurement, en plaçant vos doigts à plat entre elles, pressez doucement en tournant la main.

Le patient, étant assis sur un tabouret, placez-lui votre genou dans le dos et portez-lui les bras en haut et en arrière, pendant qu'il prend une profonde inspiration. Les sueurs nocturnes doivent être combattues, en comprimant fortement les vaso-dilatateurs, dans la région dorsale. Que le patient vive le plus possible au grand air, en se livrant à une occupation facile. L'exercice léger et la lumière du soleil sont d'une grande importance.

Aux premiers degrés de la maladie, le traitement ostéopathique offre de grandes chances de guérison. Dans les périodes avancées, on ne peut compter sur une guérison complète, mais on peut toujours faire disparaître les symptômes désagréables et provoquer une sensation de mieux chez le malade.

Régime. — Le régime joue ici un rôle très important. Il doit être en rapport avec les goûts du malade et avoir pour base la viande, la graisse et les fruits mûrs. La crème, le beurre, les huiles et les œufs sont bons, à moins qu'il n'y ait trouble gastrique. Contre l'amaigrissement, rien n'est meilleur que l'huile de foie de morue, mais il faut en suspendre l'emploi, si elle est difficile à digérer.

Une bonne assimilation est la clef de la situation, et le traitement ostéopathique la favorise grandement.

CONSTIPATION

La lésion, du moins son centre, se trouve dans la région lombaire, d'ordinaire entre la douzième dorsale et la troisième lombaire. Quelquefois, la constipation est due à une dislocation du coccyx. Chez les femmes, la cause peut être la rétroflexion ou la rétroversion de la matrice. Quelquefois aussi une lésion dans la région du foie, entre la sixième et la dixième vertèbre dorsale, peut produire cette affection. L'atonie des intestins et, dans quelques cas rares, l'invagination des intestins peuvent causer la constipation.

Traitement. — Réduisez les lésions vertébrales. Dans tous les cas, excepté quand il y a occlusion intestinale, vous devez traiter directement le foie, en même temps que ses ramifications nerveuses, dans les tissus splanchniques. Les intestins doivent être pétris, en suivant la ligne du côlon. Généralement, on commence par la gauche de la région iliaque, sur l'anse sigmoïde et on pratique le pétrissage de haut en bas, en atteignant, à chaque mouvement, une partie plus élevée des intestins. De cette façon, tout le gros intestin est actionné. Réduisez la luxation du coccyx, si elle existe. Dilatez le sphincter, avec le dilatateur du rectum, qui donne de meilleurs résultats que les doigts, mais ne l'appliquez jamais plus de deux fois par semaine. Les promenades au grand air ainsi que les exercices modérés de gymnastique sont de bons auxiliaires. Dans les cas compliqués, j'ai obtenu d'excellents résultats par la vibration du foie et le pétrissage de l'abdomen. Il importe que le malade se présente à la garde-robe à des heures régulières.

La constipation est facile à guérir. La guérison s'effectue habituellement entre quatre et dix semaines.

Régime. — Le régime diététique joue un rôle très important. Les fruits, les céréales et beaucoup d'eau sont recommandés. Peu de viande, alimentation riche en huile et en graisse. Un verre d'eau froide, avant le petit déjeuner du matin et un demi-litre d'eau chaude, avant de se coucher, donneront de bons résultats.

CONVULSIONS

Si elles sont dues à un empoisonnement, l'antidote approprié est évidemment tout indiqué. Voyez si elles ne proviennent pas du phimosis, d'une otite, d'une indigestion, de la dentition ou de vers intestinaux, etc. Pour arrêter la crise, saisissez la tête fermement, une main sur le front, le pouce et l'index de l'autre main sur la région sous-occipitale; renversez fortement la tête en arrière et maintenez-la dans cette position. Il est avantageux de faire tenir les chevilles par un ostéopathe auxiliaire et de pratiquer une forte extension de l'épine dorsale. Dégagez le cou, de manière à établir une parfaite circulation dans le cerveau. Pétrissez l'abdomen, en cas de trouble gastrique ou intestinal.

Dans les convulsions provenant de la dentition, il est recommandé de donner un bain chaud à la température de 35 à 37° avec des compresses froides sur la tête.

Le traitement ostéopathique amène ordinairement la guérison.

COQUELUCHE

La lésion (1) est toujours réflexe; il n'y a pas de lésion osseuse. Tous les muscles de la gorge et du cou sont congestionnés, la contracture s'étend en bas jusqu'à la région dorsale moyenne.

(1) Le mot « Lésion » est souvent employé arbitrairement et seulement pour indiquer les « centres » correspondants aux troubles que l'ostéopathe a à combattre.

Examinez les muscles scalènes qui intéressent la première et la deuxième côte.

Traitement. — Faites disparaître la tension des filaments laryngiens des nerfs craniens de la dixième paire, en détendant les muscles du cou. Faites disparaître également le trouble des vaso-moteurs des poumons, dans la région dorsale supérieure. Réduisez les deux côtes supérieures et relâchez les muscles profonds qui se trouvent à leur tête.

En la prenant au début, les manœuvres ostéopathiques peuvent faire avorter la maladie. Les quintes de toux sont arrêtées par la pression sur les deuxième et troisième vertèbres dorsales.

CORYZA. CATARRHE NASAL. RHINITE

La lésion est presque toujours située dans la région cervicale supérieure. Comme adjuvant, tous les matins, lotion à l'éponge, d'eau fraîche ou froide, suivie d'une friction énergique. Exercices quotidiens de respiration à l'air libre : inspirer profondément, retenir l'haleine le plus longtemps possible et expirer avec force; c'est là un excellent moyen d'assurer la circulation et l'oxygénation du sang. Interdisez de respirer par la bouche; la nuit faites maintenir la bouche fermée par un bandage appliqué sous le menton. Procédez au relâchement des muscles, dans la partie supérieure de la région cervicale. Actionnez le ganglion cervical supérieur, à la deuxième et à la troisième vertèbre cervicale. Exercez une forte pression d'arrêt sur les dépressions supra-orbitaires, sous-orbitaires et frontales. Pressez fortement le nez aux coins internes des yeux. Descendez vivement les pouces de chaque côté du nez, plusieurs fois de suite. Plongez le doigt dans l'eau froide, placez-le dans l'arrière-bouche, sur les arrière-narines et agitez délicatement les tissus de côté et d'autre. Posez les doigts juste derrière l'angle du maxillaire inférieur. Exercez une pression légère, pendant que le patient ouvre et ferme la bouche. Répétez cet exercice plusieurs fois.

Voyez aussi : *Rhume*.

COURBURE DE L'ÉPINE DORSALE

Si elle est prononcée, on peut soupçonner un trouble tuberculeux et il faut en rechercher l'histoire. Examinez attentivement l'état des organes de la poitrine. Le cœur et les poumons peuvent être la cause de la courbure. Explorez l'état des côtes : quoique la dépression des côtes et l'élévation des cartilages costaux puissent jouer un rôle secondaire, elles doivent néanmoins faire l'objet d'un traitement spécial.

Dans tous les cas de courbure, excepté ceux qui ont pour origine le manque de développement du système osseux, il faut opérer le relâchement général des muscles. Pratiquer l'extension de la colonne vertébrale et exercer une forte pression sur les muscles profonds de l'épine dorsale, en vue d'une bonne détente.

Dans le cas de manque de solidité des os, les céréales, les bains tous les matins et les exercices de gymnastique, etc., employés concurremment avec l'extension de l'épine dorsale, suivie de la stimulation de la région spinale, corrigeront les désordres.

COURBURE ANTÉRIEURE

D'une façon générale, pour corriger toutes les lésions, il faut d'abord obtenir le relâchement général de la partie affectée, ensuite provoquer un mouvement qui accentue la luxation, enfin provoquer un mouvement en sens contraire, pendant qu'on exerce une manipulation adéquate pour réduire la luxation.

Après avoir pratiqué une extension et un relâchement général, faire asseoir le patient sur un tabouret. L'opérateur, se tenant debout derrière lui, applique le genou dans le dos, juste au-dessous des vertèbres déviées antérieurement. Puis, passant ses bras sous le bras du patient, il saisit les côtes correspondant à ces vertèbres. Pendant que le malade exécute une profonde inspiration, l'opérateur exerce une forte traction sur les côtes, en maintenant le genou fermement en place. Une autre méthode est celle-ci : le patient étant couché sur une table, les jambes et les cuisses fléchies, l'opérateur et un aide se tiennent de chaque côté de lui et appliquent une main sous la vertèbre située juste au-dessus de celle qu'il faut remettre en place. Se servant alors de cette vertèbre comme point d'appui, ils plient le corps et les jambes du malade vers la tête, ce qui force la colonne vertébrale à se rejeter en arrière. Cette méthode donne d'excellents résultats, mais il y a des cas où elle ne doit pas être employée. Elle est très utile, à partir de la sixième vertèbre dorsale jusqu'en bas de l'épine. Dans la région dorsale supérieure, la courbure en avant peut être réduite de cette façon : le patient repose sur le dos, bien détendu. Élevez la tête et les épaules de façon à courber l'extrémité supérieure de l'épine dorsale sur la vertèbre qui se trouve au-dessous de celle qu'il faut corriger. Un autre bon système est le suivant : Le patient se tient les mains croisées derrière le cou. Vous tenant debout, derrière lui, passez vos bras sous les siens et saisissez-lui les poignets. Faites effort pour lui courber la tête en avant et inclinez son corps d'un côté et d'autre. Ce procédé corrige toute tendance de courbure en avant, mais vous devez en user avec précaution.

COURBURE LATÉRALE

Comme toujours, il y a contracture des muscles de la partie intéressée. Cette contracture cédera sous l'application répétée d'une pression ferme, mais quelquefois au bout d'un temps assez long. A chaque traitement, le patient doit être couché sur le ventre. L'épine dorsale étant immobilisée à la courbure, inclinez le corps d'un côté puis de l'autre, comme cela a été indiqué plus haut. Il est bon de pratiquer l'extension de l'épine dorsale. Ayez soin que les pieds du patient soient bien assujettis. Vous pouvez les faire tenir par un ostéopathe auxiliaire, pendant que vous saisissez le patient sous les bras, de manière à faire effort sur l'épine dorsale (Voyez la planche). L'appareil à suspension est très utile pour corriger la courbure. Le balancement par les bras, à la barre de gymnastique, est toujours recommandé aussi bien que les exercices de gymnastique et de culture physique.

Dans toutes les courbures de l'épine dorsale, dans lesquelles le tissu osseux n'est pas trop altéré, ces procédés donnent d'excellents résultats.

La durée de la cure varie de deux mois à deux ans et demi, suivant la gravité des cas.

Si la déformation est d'origine tuberculeuse, il y a peu à espérer. Dans tous les cas, la circulation autour de la colonne vertébrale peut être considérablement améliorée, par une manipulation générale sur tout son parcours et par les mouvements indiqués ci-dessus, appliqués avec douceur.

COURBURE POSTÉRIEURE

D'abord faites asseoir le patient sur un tabouret. Puis, vous tenant à son côté droit ou gauche, passez un bras devant lui et saisissez-lui le corps en arrière de l'angle de la côte correspondant à la vertèbre impliquée. Soulevez-le avec ce bras et inclinez-lui le corps en avant, jusqu'à la limite extrême. Alors, en même temps que vous pressez avec la main libre sur la vertèbre qui doit être corrigée, rejetez-lui subitement le corps en arrière.

Voici une autre très bonne méthode. Couchez le patient sur la face, après avoir obtenu une détente complète des muscles. Pressez délicatement et successivement les apophyses transverses des vertèbres jusqu'à celle qui est déplacée postérieurement. Exercez alors une ferme pression sur cette vertèbre et, brusquement, pesez sur elle avec force, pour la faire glisser à sa place. Avec un peu de pratique, n'importe qui accomplira cette manœuvre, sans difficulté. Si le patient est fragile, il faut naturellement prendre des précautions.

Les mêmes procédés sont employés dans la réduction de la courbure lombaire, en conformant les mouvements à la nature de cette déformation.

CROUP. ANGINE COUENNEUSE

Relâchez bien les muscles du cou, par un travail énergique et prolongé. Étendez le cou autant que possible. Opérez, en descendant sur les jugulaires, afin d'assurer la circulation. Plongez les doigts dans de l'eau froide et stimulez le pharynx. Faites usage de compresses froides. Une cravate de flanelle, imbibée d'eau glacée et enveloppant bien le cou, procure souvent un soulagement immédiat. Les nerfs impliqués sont les nerfs craniens de la neuvième, dixième et onzième paire ainsi que le grand sympathique.

En cas de nausées, et pour faciliter l'expulsion des mucosités, mettez un doigt dans le gosier ou servez-vous des émétiques ordinaires.

Dans la diphtérie et les angines membraneuses ou couenneuses, l'isolement et la désinfection s'imposent. Il est nécessaire aussi de désinfecter la partie malade, au moyen de pulvérisations. Dans ce but, les solutions de bichlorure de mercure à 1 pour 1,000 ou 2,000 sont peut-être les meilleures. Les solutions d'acide phénique à 3 pour cent dans 30 pour cent d'alcool sont très employées. L'acide borique est aussi d'un usage fréquent. Employez les méthodes usuelles pour faire tomber la fièvre.

Quand la maladie est prise au début, on peut compter sur une guérison parfaite ; mais, si elle date de 2 ou 3 jours, avoir recours à la sérothérapie.

CYPHOSE

La lésion est évidente. S'il y a infiltration tuberculeuse, usez de précaution dans les mouvements.

Traitement. — Relâchement général des muscles de l'épine dorsale, par la pression opérée en remontant et vers l'extérieur. Ensuite pratiquez l'extension de la colonne vertébrale, le patient étendu sur une table, ou faites-le asseoir sur un tabouret, les mains croisées derrière la tête et, vous tenant devant lui, passez vos bras sous les siens et attirez fortement en haut et en avant la partie supérieure de l'épine dorsale. Ce procédé relâche les muscles et rectifie la courbure de l'épine dorsale. Une autre méthode consiste à faire coucher le patient sur le ventre et, après relaxation générale, à pousser les vertèbres défectueuses en avant par une pression subite.

Vous pouvez encore procéder de cette façon : faites asseoir le patient sur une chaise et placez-vous à son côté. Passez un bras autour de lui, par devant, pour soulever la partie supérieure du corps et, avec l'autre main, poussez la vertèbre en avant.

DÉMENCE

La lésion est localisée dans le cou ou bien dans la région de l'épine qui commande les organes génitaux. Les causes sont si variées et les lésions tellement éloignées qu'il est impossible d'indiquer un traitement précis. Si une exploration minutieuse de l'épine dorsale vous fait découvrir la lésion et que vous la fassiez disparaître par le traitement ostéopathique, le malade recouvrera la santé. Il faut bien se rappeler cependant que dans beaucoup de cas on ne trouve aucune lésion ostéopathique. Les causes sont alors idiopathiques et, partant, on ne peut rien promettre ou très peu de chose.

DIABÈTE

La lésion réside entre la huitième dorsale et la deuxième lombaire, quelquefois plus bas.

Corrigez la lésion. Exercez une forte malaxation en bas de l'épine, depuis la dernière dorsale jusqu'au sacrum. La même action peut également être exercée avec avantage sur la région de la vessie, — deuxième et troisième vertèbres sacrées, — et sur la fosse ischio-rectale. La réduction des lésions précitées amènera la guérison dans la plupart des cas. Placez le patient sur le dos, les jambes et les cuisses fléchies, puis, vous penchant sur lui, passez les mains sous la région spinale dorso-lombaire et faites-la saillir en avant.

Autre méthode: tenez-vous devant le patient, qui se trouve couché sur le côté. Fléchissez-lui les jambes, en les appuyant contre votre côté ou votre hanche; passez les mains par-dessus le malade et placez-les de chaque côté des apophyses épineuses, pour projeter l'épine en avant.

Ou bien, le patient étant assis sur un tabouret, tenez-vous devant lui et faites-lui étendre les bras par-dessus vos épaules. Saisissez fortement et poussez en avant les régions spinale, dorsale et lombaire, en rejetant en arrière le haut du corps de votre sujet.

Réservez votre appréciation, au sujet de la durée de la guérison.

RÉGIME. — Viande et potages au bouillon, œufs, poisson frais de toute espèce, volaille et gibier, huile d'olive, aliments gras, beurre et pain de gluten, saccharine à la place de sucre. L'usage des légumes suivants peut être permis : pissenlit, raifort, céleri, laitue et airelles. Pas de foie, pas de pain, pas de pommes de terre ni de fécules, pas de douceurs d'aucune espèce.

DIARRHÉE

Pour combattre la diarrhée, pratiquez l'extension de l'épine et projetez-la d'arrière en avant dans la région dorsale inférieure et dans la région lombaire. Commencez par étirer le patient avec force, les épaules et les chevilles servant de point de traction, puis étendez-le sur le ventre et comprimez tranquillement et fermement les deux côtés de l'épine dorsale, depuis le milieu jusqu'au coccyx, pendant environ dix minutes. Enfin, placez une main sur la région lombaire du rachis, pendant que vous relevez fortement les jambes en arrière. Ce procédé suffit habituellement dans les cas aigus. Un lavement d'eau chaude est utile. Pas de nourriture et peu de boisson pendant douze heures.

Le traitement ostéopathique vient facilement à bout de la diarrhée.

Régime. — Réduire l'alimentation et la boisson. On peut donner du lait bouilli et de la purée légère de pois ou de pommes de terre, quand le malade est affaibli. Reprendre graduellement le régime habituel. L'eau de gruau, l'eau d'orge, les poudings de fécule, les bouillons et le pain grillé sont permis.

DIPHTÉRIE

Le traitement est le même que dans le croup et les angines couenneuses (Voy. *Croup*). L'isolement rigoureux est obligatoire.

DYSENTERIE

Presque toujours, dans cette affection, on constate un déplacement des troisième et quatrième vertèbres lombaires. Rectifiez d'abord ce déplacement. Pratiquez ensuite une malaxation vigoureuse et prolongée sur la région sacrée. Traitez également l'abdomen par une pression ferme des plexus solaire et mésentérique inférieur. Dans la plupart des cas, une ou deux séances suffisent. Dans les autres, il en faut davantage.

Comme pour la diarrhée, la guérison est la règle.

Régime. — Le même que dans la diarrhée.

DYSPEPSIE

La lésion se trouve généralement dans la région qui s'étend entre la deuxième et la sixième vertèbre dorsale. Souvent les intestins sont affectés comme l'estomac et alors la lésion se rencontre encore dans la région dorsale, mais plus bas. Il est rare qu'une lésion siégeant dans la région cervicale affecte l'estomac. Dans ce cas, il y a plutôt coïncidence que rapport de cause à effet. Quelquefois, il existe une irrégularité dans les cartilages de quelqu'une des côtes qui recouvrent l'estomac. Les gaz peuvent être chassés, en comprimant fortement l'estomac, ce qui provoque leur absorption ou fréquemment leur expulsion par la voie rectale. La compression a pour résultat de relâcher les parois musculaires. Il faut veiller au fonctionnement régulier des reins et des intestins. L'exercice au grand air est recommandé.

La dyspepsie est une maladie dont le traitement ostéopathique vient facilement à bout.

RÉGIME. — On ne peut pas indiquer de diète spécifique, car il faut tenir compte des goûts et des dispositions naturelles du malade. On peut recommander ce qui suit : céréales, poulet, dinde, biftecks grillés, poisson grillé ou bouilli, huîtres et légumes légers, tels que petits pois et laitue.

Éviter les potages gras, les sauces, les épices, les conserves au vinaigre, le pain frais, les sucreries, le thé, le café, le tabac, les fruits trop verts ou trop mûrs.

ECZÉMA

Quand l'éruption est locale, il est certain qu'elle a pour cause un obstacle à la circulation dans la région affectée, concernant soit le système lymphatique, soit le système sanguin. Mais la cause déterminante est, ou bien un désordre dans la portion cervicale du grand sympathique, ou bien un trouble dans le centre des reins, mettant obstacle au travail d'excrétion. L'atlas et l'axis sont fréquemment déplacés, particulièrement dans le cas d'eczéma de la tête et de la face. Maintenez la liberté des intestins et de la vessie et le bon état de l'estomac. Une diète convenable, scrupuleusement suivie, sera un précieux auxiliaire au traitement.

Traitement. — Réduisez toutes les lésions dans la région cervicale (Voy. *Vertèbres cervicales*). Ensuite, traitez parfaitement les reins et les intestins (Voy. *Reins et intestins*). Lavez les parties affectées deux fois par jour avec une solution chaude d'acide borique.

Beaucoup de guérisons sont dues à l'ostéopathie.

RÉGIME. — L'alimentation doit être saine et nourrissante. Souvenez-vous que plus de la moitié des cas d'eczéma sont la conséquence d'une nourriture malsaine ou trop abondante. Lait, pain de froment, légumes frais bien cuits, poulet et poisson frais. Viande en petite quantité. La farine d'avoine est souvent nuisible.

Évitez les pâtisseries, les douceurs, les sauces, les potages gras et les légumes lourds.

EMPHYSÈME

Cette maladie est consécutive à d'autres affections et provient des modifications qui se sont produites dans le tissu pulmonaire.

LÉSION. — Elle se trouve dans la région pulmonaire de l'épine dorsale ou dans la portion cervicale du grand sympathique. Le nerf pneumogastrique peut être impliqué dans la lésion. Les lésions costales sont compensatrices et ne peuvent, par conséquent, être considérées en aucune façon comme causes.

Traitement. — Réduction des lésions spinales et costales. Le cœur et le foie doivent faire l'objet d'une grande attention, parce que ces deux organes influent directement sur l'état général du sang. Le seul espoir de succès réside dans le traitement des vaso-moteurs, des ramifications du pneumogastrique aux tubes bronchiques et des nerfs vaso-moteurs des poumons.

On ne peut faire que peu de chose dans cette maladie; nul espoir d'obtenir une guérison dans les cas anciens.

ENDOCARDITE

Dans les cas aigus, l'essentiel est que le malade se tienne au repos et prenne une alimentation nourrissante.

LÉSION. — La sensibilité a pour siège la région dorsale, entre la troisième et la sixième vertèbre; ordinairement, elle se trouve à la quatrième et à la cinquième.

Traitement. — Forte pression sur les cinquième et sixième vertèbres cervicales, ainsi que sur la tête de la première côte et sur la région de l'anneau de Vieussens. Élévation des côtes, délicate mais ferme.

Dans les cas *chroniques*, il faut élever les côtes du côté gauche. Souvent la première côte est déplacée vers le haut et gêne le ganglion cervical inférieur. La cinquième côte est généralement déplacée vers le bas, et la rectification de cette côte entraîne une amélioration marquée. S'il y a insuffisance mitrale, il faut examiner soigneusement l'état des côtes inférieures et du diaphragme. Celui-ci, en tirant sur l'aorte, peut déterminer le rétrécissement de l'orifice de cette artère.

Le traitement ostéopathique est d'un grand secours dans cette affection.

RÉGIME (Voy. *Affections du cœur*).

ENTÉRALGIE. TRANCHÉES. COLIQUES

La lésion peut se trouver n'importe où dans les vertèbres dorsales ou lombaires, généralement dans la région dorsale inférieure et dans la région lombaire supérieure. Un défaut de régime en constitue presque toujours la cause déterminante. Le régime doit être soigneusement observé jusqu'à guérison complète.

Traitement. — Maîtriser l'accès par une compression ferme de la région splanchnique. Relâcher la région lombaire de la même façon. L'application du genou dans la région dorso-lombaire, accompagnée du renversement de l'épine dorsale en arrière, suffit généralement pour calmer le péristaltisme. Une forte pression sur les plexus solaire et mésentérique supprime les flatuosités et calme aussi le péristaltisme. Les fomentations chaudes sur l'abdomen ou un bain chaud enlèvent la douleur. Le foie devra être traité pour chasser la bile dans l'intestin et prévenir les fermentations. Supprimez l'impaction, si elle existe, etc.

La guérison radicale est presque certaine.

ENTÉRITE

LÉSION. — Ordinairement, elle est localisée entre la deuxième et la quatrième lombaire.

Traitement. — Réduire la lésion. Projection de l'épine dorsale en avant; provoquer une action inhibitoire dans la région dorsale intérieure et dans la région lombaire. Le lavage du gros intestin à l'eau à peine tiède ou froide, le repos au lit, le régime approprié et le *traitement*, qui devra être administré trois ou quatre fois par jour, amèneront la guérison.

RÉGIME. — Bouillons, blancs d'œufs et jus de viande. Évitez tout excès de nourriture.

ÉPILEPSIE

LÉSIONS. — Les lésions sont aussi variées que les causes. L'examen ostéopathique révèle, la plupart du temps, des lésions dans la région cervicale, mais ce n'est pas toujours le cas. Une simple lésion dans la région dorsale est quelquefois la seule cause de la maladie. Quelquefois aussi, mais moins souvent, l'épilepsie est la conséquence d'un trouble de l'utérus, du phimosis ou de la masturbation; dans ce cas, il existe des lésions secondaires dans la région lombaire. S'il n'y a pas de lésion apparente et que la maladie dure depuis longtemps, il y a peu de chances d'obtenir une guérison complète, mais on peut toujours espérer diminuer la fréquence et la violence des crises.

Traitement. — Le traitement varie avec les lésions, mais le cou doit toujours être traité avec soin, pour établir une circulation normale dans le cerveau. Il faut relâcher complètement l'épine dorsale et calmer l'irritation du système nerveux. Il est essentiel que le patient soit maintenu dans les meilleures conditions d'esprit, et l'exercice au grand air sera d'un grand secours pour cela.

Il faut souvent plusieurs mois pour obtenir une amélioration sérieuse.

Régime. — Alimentation substantielle. Viandes en petite quantité.

ÉPISTAXIS (SAIGNEMENT DE NEZ)

Stimulez le ganglion cervical supérieur et pressez fortement sur le grand canthus (1). Relâchez complètement les muscles de la région des veines jugulaires. Élevez les bras au-dessus de la tête. Comprimez l'artère faciale à l'angle du maxillaire inférieur. Applications de glace à la base de l'occiput. Dans les cas graves, tamponnez les narines antérieurement et postérieurement.

L'épistaxis cède facilement au traitement ostéopathique.

(1) Il y a le grand et le petit canthus : ce sont les commissures des paupières. Le grand, la commissure voisine du nez ; le petit, celle voisine de l'oreille.

ÉRYSIPÈLE

Les cas traités par la méthode ostéopathique l'ont tous été avec un égal succès (1).

LÉSION. — La lésion réside généralement dans la région cervicale, soit dans les vertèbres elles-mêmes, soit dans les muscles.

Traitement. — Combattre l'agitation par des lotions à l'eau fraîche ou tiède et par une bonne manipulation de la partie inférieure de l'épine dorsale. Assurer la circulation. Réduire les lésions que l'on trouve généralement dans la région cervicale ou même plus bas, à la quatrième vertèbre dorsale.

Éviter les traitements locaux. Les applications d'eau froide sont les meilleures.

RÉGIME. — Nourriture en petite quantité, environ 30 grammes toutes les heures; lait

(1) Quoique cela puisse paraître paradoxal, l'érysipèle, aussi bien que d'autres maladies infectieuses, qu'elles soient provoquées par le streptocoque ou d'autres bacilles, est justiciable d'un traitement ostéopathique.

pancréatinisé, jus de viande, lait de poule et gruau.

ÉRUPTIONS DE LA PEAU. URTICAIRE

La lésion peut être éloignée, car ces affections représentent l'action réflexe de diverses causes, telles que troubles intestinaux, gastriques, utérins, ovariens, rénaux ou nerveux. Vous devez explorer toute l'épine dorsale et questionner le patient, pour découvrir les symptômes concomitants. Supprimez les irrégularités dans le régime, s'il y en a. Appliquez le traitement général, pour régulariser la circulation, et soignez les troubles spéciaux suivant leur nature.

ESQUINANCIE

Voy. *Amygdalite*.

FIÈVRES. FRISSONS. FIÈVRE PALUDÉENNE. FIÈVRE INTERMITTENTE

L'ostéopathe attribue la cause de ces maladies à la présence d'un agent parasitaire, quoiqu'elles puissent être la conséquence d'un état morbide général. Il faut réduire la lésion que l'on rencontre ordinairement entre la septième et la onzième vertèbre dorsale. Pour tonifier l'état général, il est utile d'actionner journellement le foie et la rate, dont celui-ci dépend en grande partie. On peut faire cesser les frissons, en excitant vigoureusement les nerfs dorsaux de la troisième à la onzième vertèbre dorsale. D'habitude, ce procédé provoque la transpiration en quatre à cinq minutes. Pour empêcher le retour de l'état fébrile, pliez fortement la tête en arrière, en serrant avec fermeté les artères vertèbrales à la jonction de l'atlas et de l'occiput; vous pouvez alterner cette action avec une pression énergique, appliquée sur le ganglion cervical inférieur, à la tête de la première côte. Vous arrêterez les sueurs, en comprimant fortement la région dorsale supérieure et en l'épongeant avec de l'eau tiède. L'intestin doit être maintenu libre.

Régime. — S'abstenir de tous les aliments susceptibles de provoquer la formation de la bile ou la constipation.

FIÈVRE DES FOINS

La lésion est dans la région cervicale et met obstacle à la nutrition de la membrane muqueuse des conduits nasaux. Un traitement appliqué aux points d'émergence des nerfs de la cinquième paire et à la surface du nez produira le résultat désiré.

Vous ferez également disparaître les symptômes, en comprimant avec les doigts les sinus frontaux, les sinus du maxillaire supérieur et de l'ethmoïde et les deux côtés du nez. Le relâchement des muscles de l'occiput et la réduction de la lésion dans la région cervicale, rendront la guérison permanente. La manipulation du plexus pharyngien et des nerfs palatins, sur les amygdales et sur la partie ferme du palais, sera d'un grand secours. Le ganglion de Meckel envoie aussi dans la fosse nasale des ramifications qui sont à la fois vaso-motrices et trophiques.

L'exercice au grand air, la gymnastique, les bains, etc., sont de bons auxiliaires.

FIÈVRE. PYREXIE

Le traitement général est le suivant : relâchement général des muscles de l'épine dorsale, en donnant une attention particulière à la région splanchnique. Élévation des côtes qui recouvrent le cœur, depuis la troisième jusqu'à la sixième, et relâchement général des muscles du cou. Puis, pression ferme sur la région sous-occipitale, la main recouvrant la partie qui s'étend de l'occiput à la cinquième vertèbre cervicale. Ce procédé diminue les courants des nerfs cervicaux aux centres thermogéniques du corps strié. Ensuite, appliquer le pouce et un doigt sur l'atlas, de façon à maintenir les artères vertébrales, et renverser la tête en arrière autant que possible. Cette manœuvre doit être continuée pendant 5 à 6 minutes. Presser vers le bas profondément et fermement la tête de la première côte, pour atteindre les filets excitatoires du cœur.

Enfin, ferme compression de l'abdomen sur les plexus solaire et mésentérique inférieur. Tous ces procédés, appliqués avec calme et avec soin, diminueront la rapidité des battements du cœur et, au bout d'une demi-heure, feront tomber la température. Quelquefois, il est nécessaire de répéter le traitement toutes les deux ou trois heures. L'éponge fraîche ou un bain d'eau fraîche est un excellent moyen d'abaisser la température.

La fièvre est facile à maîtriser par les procédés ostéopathiques.

RÉGIME. — Alimentation substantielle, lait, œufs, etc...

FIÈVRE SCARLATINE

Il n'y a pas de maladie dans laquelle il puisse survenir des complications plus variées que dans la fièvre scarlatine et, pour cette raison, la plus grande vigilance est requise. Les oreilles et les reins sont les organes les plus affectés. Comme dans toute autre espèce de fièvre, il faut combattre l'élévation de la température, en serrant la région sous-occipitale et en provoquant l'inhibition sur l'anneau de Vieussens. La manipulation délicate de l'abdomen, associée à la compression des plexus abdominaux, régularise la circulation et favorise l'abaissement de la température. Tous les muscles de la région spinale doivent être relâchés, particulièrement sur les groupes dorsaux supérieurs et cervicaux. Ces manœuvres provoqueront le retour à l'état normal de l'activité exagérée du cœur, des centres nerveux et de la température du corps. Par un massage soigneux, assurant la circulation du sang dans le cou, vous chasserez ou vous préviendrez l'inflammation des glandes lymphatiques cervicales, conséquence si fréquente des phénomènes pharyngiens graves de la fièvre scarlatine.

S'il se présente de l'arthrite, activez la circulation par un massage doux. Si la fièvre augmente, faites usage des lotions à l'éponge et, s'il y a du délire, employez le maillot froid ou le bain froid. Une compresse froide autour du cou fera disparaître les phénomènes intéressant la gorge. Si l'action du cœur vient à se ralentir, stimulez le ganglion cervical inférieur et pratiquez la séparation des côtes. Si vous apportez le soin convenable dans l'accomplissement de ces instructions, vous n'aurez aucune complication à redouter.

Régime. — Lait, un peu de crème glacée à la

vanille, limonade et eau d'orge. Le lait doit être la base du régime.

L'isolement et la désinfection doivent être rigoureusement imposés.

FIÈVRE TYPHOÏDE

LÉSIONS. — Très vraisemblablement, les lésions ne sont ici que secondaires et consécutives à un désordre intestinal, provoqué par le bacille d'Eberth.

Traitement. — L'hydrothérapie ordinaire et la diète sont deux facteurs importants dans le traitement de cette maladie. Les intestins doivent être maintenus en bon état de fonctionnement, par le relâchement complet de la région splanchnique et de la région lombaire, manipulation pratiquée deux fois par jour. On prévient ou on dissipe les symptômes cérébraux, en traitant la région cervicale et la région dorsale supérieure. Dans quelques cas, il est utile de recourir aux lotions froides à l'éponge, pour faire tomber la fièvre; dans d'autres cas, il faut utiliser les bains complets. Ce traitement ne détourne pas la maladie, mais il détourne les complications.

La manipulation délicate de l'abdomen et la compression des plexus solaire et hypogastrique écarteront tout danger de tympanite, si elles sont pratiquées dès le début. Serrez la région sous-occipitale, pour faire disparaître les maux de tête. Relâchez toute l'épine dorsale.

FOLIE

Les causes en sont très variées. Dans beaucoup de cas, on trouve une lésion spinale bien définie et ordinairement dans la région cervicale. Dans les cas où il n'existe qu'une contraction profonde, la détente produite par le traitement supprimera l'irritation nerveuse et amènera la guérison. Dans d'autres cas, le traitement demeure sans résultat.

Le pronostic dépend du cas.

FURONCLES

Examinez les organes d'excrétion. Comme traitement préventif, nettoyez la peau à fond tous les jours. Des frictions avec la serviette-éponge vous aideront à obtenir ce résultat. Là où les furoncles sont circonscrits à une certaine région, il y a lieu de conclure à une lésion locale intéressant la circulation. Si c'est la tête et le cou qui sont atteints, vous devez rechercher la cause du mal dans la région cervicale. Si, au contraire, c'est dans les membres inférieurs que les furoncles se manifestent, la lésion se trouvera dans les régions lombaire et sacrée. Dans tous les cas, stimulez les vaisseaux lymphatiques, par une bonne manipulation. Voyez s'il y a des troubles circulatoires ; c'est souvent au foie et à la rate qu'on doit cet état morbide. Les organes sexuels peuvent être en défaut. La perversion ou l'irrégularité sexuelle peut être la cause des furoncles.

Régime. — Céréales, fruits, viandes maigres, bouillons, légumes légers et petit-lait. Éviter le beurre, les jus de viandes, les aliments gras, le lait gras, les sucreries, etc.

GASTRITE

Comme l'ulcère de l'estomac, la gastralgie, la gastrodynie et les autres troubles analogues, la gastrite ne présente pas de lésions différentes de celles de la dyspepsie. Certes, le régime a une grande importance, mais il faut surtout compter sur la réduction des lésions qui peuvent exister soit dans les vertèbres, soit dans les côtes, depuis la troisième à la sixième ou quelquefois à la septième ou huitième. Dans la gastrodynie et la gastralgie, l'affection est due fréquemment à la dislocation ou à la torsion d'une côte. Pour les lésions spécifiques et le traitement, voyez *Dyspepsie* (page 107).

GOITRE

La lésion se trouve dans la région cervicale ou dans la région dorsale supérieure. Il y a fréquemment dépression de la clavicule. Les premières ou les deuxièmes côtes sont élevées. Relâchez bien les muscles du cou et réduisez les lésions des vertèbres cervicales. Massez délicatement la glande elle-même, en suivant la direction de la circulation. Exercez le même traitement que celui qui va être indiqué pour le goitre exophtalmique.

GOITRE EXOPHTALMIQUE

Trois symptômes, quelquefois deux seulement, se présentent ordinairement : exophtalmie, dilatation de la glande thyroïde, accélération et battement particulièrement prononcé du cœur. Des complications peuvent éventuellement se produire.

LÉSION. — Elle se trouve dans les vertèbres cervicales, habituellement à la cinquième ou à la sixième, sur le côté ou à la dernière vertèbre cervicale. La dislocation de la première côte vers le haut, ou celle de la cinquième du côté gauche, se trouve quelquefois comprise dans la lésion.

Une lésion, affectant la glande thyroïde, peut se trouver dans la région des fibres vaso-motrices de la troisième paire dorsale, qui vont à la glande thyroïde. Massez légèrement les yeux et relâchez les tissus sur la ligne de l'artère carotide interne. La région qui s'étend juste en dessous de l'oreille est très importante. Élevez les côtes supérieures et relâchez complètement l'épine dorsale supérieure.

Un grand nombre de malades guérissent par ce traitement. Presque tous sont soulagés.

GRIPPE. INFLUENZA

Le malade doit garder le lit. Massez énergiquement l'épine dorsale, depuis l'occiput jusqu'au sacrum. Domptez la fièvre, en serrant la région sous-occipitale et en comprimant fermement le ganglion cervical inférieur. Employez les lotions à l'éponge. Enlevez les maux de tête, en traitant délicatement les nerfs craniens de la cinquième paire et en comprimant fortement d'une main l'occiput, de l'autre le front. Pressez également les tempes dans la paume des mains. Donnez de la limonade chaude et provoquez une bonne transpiration. Ne permettez pas au patient de se lever trop tôt. Peu de nourriture. Pratiquez deux ou trois *traitements* par jour. Sur cent cas de grippe traités par l'Ostéopathie, il y en a à peine un qui soit suivi de complications.

HÉMATÉMÈSE

Traitez toute lésion de la région splanchnique. Que le patient reste calme, avec la tête basse. La malaxation du nerf pneumogastrique calmera l'action péristaltique. Des bains de pieds chauds ou des applications sèches chaudes aux pieds avec un sac de glace sur l'abdomen donnent de bons résultats.

HÉMATURIE

La lésion se trouve dans la partie qui s'étend de la onzième dorsale à la première lombaire. Réduisez cette lésion et pratiquez largement l'excitation des régions lombaire et sacrée. Si l'hémorrhagie provient de la vessie, la lésion est située entre la deuxième et la cinquième lombaire. Sac de glace sur les lombes. Par l'Ostéopathie, on obtient des résultats excellents dans cette affection.

HÉMIPLÉGIE

La cause est due à un trouble soit cérébral, soit spinal. La circulation autour des centres nerveux doit être maintenue normale, par le relâchement des muscles de toute la région spinale, depuis l'occiput jusqu'au coccyx. Dans l'hémiplégie spinale, la lésion provient du glissement d'une vertèbre.

Dans l'hémiplégie cérébrale, vous constaterez ordinairement des lésions osseuses et musculaires prononcées dans la région cervicale. Le traitement consiste dans la réduction des lésions. Il faut pratiquer une extension de la colonne vertébrale aussi forte que possible. Chaque muscle doit être pétri, chaque nerf stimulé. A chaque séance, il faut faire mouvoir toutes les articulations, même celles des phalanges, par des mouvements de flexion et d'extension. L'expérience prouve que la réduction des lésions spinales doit faire l'objet de trois *traitements* par semaine, tandis que les muscles, les nerfs et les articulations doivent être actionnés tous les jours.

Maintenez le bon fonctionnement des intestins, des reins et du cœur.

On obtient généralement une amélioration sensible et durable, mais la guérison complète est rare.

HÉMOPTYSIE

C'est ordinairement un symptôme de tuberculose. Mais l'hémoptysie peut résulter aussi d'autres états morbides, tels que : désordres menstruels, troubles cardiaques, etc. Quand l'hémorrhagie est abondante, il est quelquefois impossible de l'arrêter. Lorsqu'elle n'est pas trop violente, on peut la faire cesser. Faites mettre le malade au lit. Pour diminuer la pression dans le système pulmonaire, stimulez le nerf pneumo-gastrique, cela dégagera les tubes bronchiques et diminuera la fréquence et l'intensité des battements du cœur. Il est bon que le malade suce des petits morceaux de glace.

HÉMORRHOÏDES

La constipation est une complication fréquente des hémorrhoïdes et, dans ce cas, la guérison de ce trouble fonctionnel amène en même temps la disparition des hémorrhoïdes. Examinez le coccyx, car il est souvent la cause de la maladie, qui souvent aussi est due à un déplacement de l'os iliaque ou à une lésion lombaire. La congestion du foie, provoquant une circulation défectueuse dans le système de la veine porte, fait naître fréquemment la congestion de la veine hémorrhoïdale supérieure. C'est pourquoi vous devez faire particulièrement attention au foie. Traitez les nerfs honteux et surtout relâchez bien la région ischio-rectale. La stimulation du ganglion impair favorise la circulation.

La guérison est généralement obtenue au bout d'un mois ou, au maximum, de trois mois de traitement ostéopathique.

RÉGIME. — Le même qui convient à la constipation ou à la diarrhée.

HERPÈS

S'il se présente sur le trajet d'un nerf déterminé, nul doute qu'il n'ait une cause locale. Nous le considérons comme consécutif à une névrose occasionnée par un défaut dans la circulation et provenant des veines et des capillaires de la région. Découvrez l'obstacle : il réside ordinairement dans la contraction d'un muscle. L'application journalière de quelques *traitements* locaux le long du trajet du nerf correspondant produira le résultat désiré.

HOQUET

Malaxation du nerf phrénique, sur la troisième, quatrième et cinquième vertèbre cervicale. Si le hoquet est opiniâtre, traitez la région splanchnique. Souvent, c'est un symptôme concomitant d'autres maladies du système nerveux. Il est bon de traiter directement le diaphragme.

HYPERÉMIE DES ORGANES

Recherchez les nerfs vaso-constricteurs locaux de l'organe et stimulez-les par la méthode des pressions alternatives et variées. Ce procédé diminue la tension des capillaires. Puis, faites en sorte que les tissus de l'organe soient bien relâchés; ensuite, assurez la circulation, en relâchant les tissus et les muscles recouvrant ou environnant les veines qui desservent cet organe; enfin, diminuez la tension générale, par l'action excitatrice sur les centres du cœur, c'est-à-dire sur l'espace compris entre la troisième et la cinquième vertèbre dorsale et sur l'anneau de Vieussens.

HYSTÉRIE

Tâchez de découvrir la cause, si c'est possible. Quelquefois l'hystérie est due à des troubles pelviens. Souvent c'est un phénomène réflexe dû à la contraction des muscles profonds du dos et, alors, il est tout indiqué de pratiquer une forte extension de la colonne vertébrale, suivie d'une manipulation douce tout le long du rachis. La torsion d'une côte peut être la cause déterminante. Proscrivez l'usage de toute espèce d'excitants et recommandez un régime nourrissant et de digestion facile. Soyez le maître de votre malade. Avec des paroles persuasives et raisonnables, vous obtiendrez beaucoup. Un effleurage, en descendant le long de l'épine dorsale, provoquera un sommeil bienfaisant. Les bains frais tous les matins favorisent la circulation ; le repos et la tranquillité contribuent au retour de la santé. Quelquefois une parole énergique, une réprimande, modifieront heureusement l'état du malade.

Vous arrêterez les spasmes musculaires, en comprimant la région sous-occipitale ou les ganglions de la branche cervicale du grand sympathique. Il n'y a pas deux cas d'hystérie qui se traitent de la même manière.

ICTÈRE. JAUNISSE

C'est un symptôme qui appartient à plusieurs maladies. Il est caractérisé par un engorgement des canaux biliaires.

Traitement. — Faites coucher le patient sur le côté gauche ou sur le dos, et pratiquez la vibration du foie. Exercez une pression vers le haut, sous les cartilages, du septième au dixième, du côté droit. Massez les intestins et maintenez-les libres; relâchez les muscles de la région dorsale inférieure. Un examen attentif vous fera découvrir la lésion dans la région dorsale, entre la huitième et la dixième vertèbre. Assez souvent c'est une côte qui comprime le foie. Cette maladie se guérit rapidement, sous l'influence du traitement ostéopathique. Nourriture légère et beaucoup d'eau.

INCONTINENCE D'URINE

Voyez s'il y a des adhérences préputiales ou une inflammation du clitoris. Dans beaucoup de cas, il suffit de supprimer ces désordres pour obtenir la guérison. La lésion spinale se trouve entre la deuxième et la quatrième vertèbre lombaire et la cause de l'irritation dans la région sacrée.

Traitement. — Placez le patient sur le ventre.

Posez une main sur la région lombaire supérieure et, avec l'autre, opérez une forte traction des jambes. Puis, placez une main fermement sur la troisième vertèbre lombaire et faites mouvoir les jambes d'un côté et d'autre, en ployant le corps au milieu de la région lombaire. Ensuite placez le patient sur le côté et vous faisant face; fléchissez-lui les jambes et appuyez-les contre vous; passez le bras par-dessus et pressez sur la vertèbre affectée. Enfin, placez de nouveau le patient sur le ventre et, commençant en bas de la région dorsale, pressez vigoureusement vers le haut et vers l'extérieur en regard de chaque apophyse épineuse, jusqu'à ce que vous ayez atteint le coccyx. Vous obtiendrez une guérison parfaite.

INSOLATION

Dans l'insolation ou coup de chaleur, la lésion réflexe est une raideur ou tension des muscles qui recouvrent la surface rachidienne de bas en haut, à partir de la sixième vertèbre dorsale. Il faut donc relâcher ces muscles, aussitôt après avoir transporté le malade dans un endroit frais. Si la température du malade est élevée, recourez aux applications glacées sous les différentes formes de maillots, bains, lavements, compresses sur la tête, etc. Si la température est au-dessous de la normale, il faut employer le bain chaud. Ne négligez jamais l'hydrothérapie.

INSOMNIE

Dans cet état, on remarque habituellement une contracture des muscles dans la région cervicale et dans la région dorsale supérieure. Chez les femmes, l'insomnie peut être la conséquence d'un désordre des organes du bassin. Le relâchement des contractures est la clef de la guérison. La plupart du temps, vous trouverez une ou plusieurs lésions osseuses dans les segments supérieurs de l'épine dorsale. La réduction de ces lésions, accompagnée de l'excitation le long du rachis, sera très efficace. Habituez le patient à respirer profondément et à retenir son haleine le plus longtemps possible. Recommandez-lui de coucher seul dans sa chambre. L'exercice au grand air, une nourriture légère et la gymnastique contribueront à la guérison. Un grand verre d'eau chaude ou de lait chaud au coucher produira de bons effets. Une bonne contraction de tous les muscles du corps avant de se mettre au lit sera suivie d'une détente complète et amènera le sommeil. Ces moyens, pratiqués avec persévérance, amèneront toujours la guérison.

LARYNGITE

La cause déterminante du trouble dans la région laryngienne et pharyngienne du grand sympathique est une lésion des vertèbres cervicales. Les cas aigus sont souvent dus à la contracture des muscles de cette partie du cou, les sterno-cléido-mastoïdiens, scalènes, sous-hyoïdiens et sus-hyoïdiens.

Traitement. — Relâchez, par une manipulation complète, les muscles de cette région. Traitez délicatement les amygdales et la partie osseuse du palais, en introduisant dans la bouche le doigt trempé dans l'eau froide. Les nerfs craniens de la neuvième, dixième et onzième paire peuvent être atteints juste au-dessous du lobule de l'oreille. Cette région doit être traitée parfaitement. Pratiquez deux *traitements* par jour dans les cas aigus, et un *traitement* tous les jours ou tous les deux jours dans les cas chroniques. Des compresses d'eau froide faciliteront la cure.

LEUCOCYTHÊMIE

Relâchement général du rachis. Voyez s'il existe des lésions dans les régions moyenne et inférieure de l'épine dorsale. Il y a de la sensibilité le long des neuvième et dixième côtes. Ces côtes sont souvent tordues.

Traitez le foie et la rate. Stimulez le cœur, pétrissez l'abdomen, actionnez les nerfs splanchniques. Faites attention aux huitième, neuvième et dixième côtes. Des bains tous les matins, l'exercice au grand air et une alimentation fortifiante sont de bons auxiliaires.

LITHIASIE

Le foie est souvent en défaut et alors la lésion se trouve dans la région de la huitième vertèbre dorsale. Actionnez les nerfs splanchniques ainsi que les reins. Surveillez attentivement le régime. Peu de viande. Les pommes crues et les fruits acides de différentes espèces peuvent être tolérés, mais les fruits doux doivent être proscrits ainsi que les fécules.

LORDOSE

La lésion se trouve habituellement dans la région lombaire, quelquefois dans la région dorsale.

Traitement. — Relâchez les muscles des deux côtés de l'épine dorsale. Pratiquez toujours l'extension énergique. Si vous avez affaire à la région dorsale, placez le patient sur un tabouret, puis, vous tenant derrière lui, soulevez les côtes et poussez-les en arrière, en les saisissant près du sternum. Vous pouvez faire coucher le patient sur le côté, le corps plié en avant : en même temps, saisissez l'épine dorsale au-dessus et au-dessous de la partie anormale, de façon à exercer l'effort de tension sur cette partie. Couchez le patient sur le dos, les jambes et les cuisses fléchies ; placez une main sous la vertèbre qui se trouve au-dessus de celles dont vous voulez rectifier la position. Obligez les jambes du patient à s'allonger avec force. Si la courbure est dans la région dorsale supérieure, le même mouvement doit être pratiqué sur le cou et les épaules.

LUMBAGO

Examinez les reins. La lésion se trouve ou dans les vertèbres lombaires, dans les articulations dorso-lombaires ou sacro-lombaires ou, quelquefois, dans la région dorsale. Explorez attentivement la onzième et la douzième côte et voyez s'il n'y a pas de luxations.

Traitement. — Rien de mieux que de relâcher l'épine dorsale autour de la lésion. Corrigez la défectuosité. Flexion des cuisses sur l'abdomen ou, si le patient est couché sur la face, vibration sur les jambes d'un côté et d'autre. Tout mouvement peut être utile; ne négligez pas l'extension dans le sens oblique.

LUXATION DE LA HANCHE

Quoique la plus solide des articulations libres, la hanche est souvent luxée soit partiellement, soit en totalité. Lorsqu'elle est complètement déboîtée, on s'en aperçoit aisément.

L'ostéopathe ne doit pas oublier que la dislocation partielle ou entière de la hanche peut être la conséquence d'une infiltration tuberculeuse. Le mouvement dans ce cas est positivement nuisible; mais un traitement exercé en vue d'assurer la circulation normale du sang et de la force nerveuse sera très avantageux. C'est le ligament ilio-fémoral qui, étant le plus résistant des ligaments capsulaires, détermine surtout la position de la hanche luxée.

Pour découvrir la luxation, le patient doit être étendu sur le dos. Placez les pouces sur les épines iliaques antérieures et supérieures. La comparaison des deux côtés est ordinairement le moyen le plus sûr pour déterminer la position relative des parties. Servez-vous de la ligne de Nélaton. C'est une ligne droite, qui joint l'épine iliaque antérieure et supérieure à la tubérosité de l'ischion. Sur cette ligne se trouvent normalement le centre de la cavité cotyloïde et le sommet du trochanter. Le fémur peut être luxé dans plusieurs directions; en arrière, soit au-dessus de la face dorsale de l'os iliaque, soit au-dessous du muscle obturateur interne, dans l'échancrure sciatique; en avant, sur le pubis; en bas, dans le trou obturateur ou sous-pubien.

La luxation peut se manifester par la démarche, par l'état des muscles du membre, par une douleur à la hanche ou au genou, ou par l'état des vaisseaux sanguins du membre. La stase veineuse, la névrite et l'atrophie musculaire sont des conséquences très communes de la luxation supérieure du fémur.

Pour réduire une dislocation du fémur, le patient doit être couché sur le côté, sur une table basse ou un canapé, avec la hanche luxée tournée en haut. Fléchissez les deux jambes. Remettez la hanche en place, en saisissant d'une main la jambe du patient au genou et en plaçant l'autre sur le trochanter. Le patient peut être assis sur une chaise, l'opérateur, s'asseyant sur le genou sain du malade et saisissant les malléoles et le trochanter, remet la hanche en place. L'une ou l'autre de ces deux positions relâche les muscles et rend le travail beaucoup plus facile.

LUXATION DE L'OS ILIAQUE

On peut considérer le bassin comme formé de trois os, savoir : le sacrum et les deux os iliaques. Le sacrum s'articule avec la dernière vertèbre lombaire en haut et avec le coccyx en bas, mais ces articulations peuvent être considérées comme articulations vertébrales.

Nous avons, dès lors, trois points de dislocation : aux synchondroses sacro-iliaques et à la symphyse pubienne.

Les causes de cette affection sont très variées. Les plus communes sont : un choc imprévu, un effort fait en ramant ou en soulevant des poids, une chute ou l'accouchement.

La dislocation peut consister dans la saillie en avant ou en arrière des deux os iliaques, ce qui donne au malade une démarche particulière, claudicante, hésitante et craintive, ou dans le glissement de l'un de ces deux os en haut ou en bas, l'autre restant à sa place normale. Dans ce cas il existe un déplacement prononcé à la symphyse pubienne, accompagné d'une sensibilité extrême. Ces diverses luxations affectent la sensibilité cutanée et l'état musculaire des membres inférieurs. Elles sont accompagnées de névrite, de rhumatisme, de sciatique et de troubles circulatoires. Elles occasionnent fréquemment des troubles des organes du bassin, y compris le rectum et ses sphincters.

Dans le déboîtement en avant d'un os iliaque, la crête iliaque et la tubérosité de l'ischion offrent des points d'appui pour obtenir la réduction. Le patient étant couché sur le côté, par un mouvement de rotation, forcez la crête en arrière et la tubérosité en avant et l'opération sera faite. Le mouvement contraire réduit le glissement en arrière d'un os iliaque. La planche 27 indique une autre façon d'opérer.

Si les deux os iliaques font saillie en arrière, couchez le patient sur la face, avec un coussin solide mais doux sous le ventre, pour supporter la portion sacro-lombaire de l'épine dorsale. Ensuite placez une main sur le sacrum et pressez la région spinale inférieure, pendant qu'avec l'autre main vous soulevez les cuisses de manière à courber le corps en arrière. Une série de *traitements* de ce genre réduira la luxation et supprimera les différents symptômes mentionnés plus haut.

MALADIES DE LA VESSIE. CYSTITE

La lésion peut être périphérique et provenir d'une irritation due aux adhérences du prépuce, etc., ou à la pénétration de substances morbides dans la vessie. S'il y a beaucoup de pus, le mieux est de laver à fond la vessie avec l'une des solutions en usage actuellement dans ce genre d'affections. Ensuite, il faut réduire les lésions osseuses. Les nerfs de la deuxième, troisième et quatrième vertèbre sacrée peuvent se trouver impliqués dans la lésion. Souvent il y a une lésion dans la douzième vertèbre dorsale et la première vertèbre lombaire. Quelquefois le trouble est à la deuxième et à la troisième vertèbre lombaire. Procédez toujours au relâchement complet de ces régions, par une forte pression jointe à des extensions. Vous calmerez l'inflammation de la vessie, en obtenant, par l'intermédiaire des ramifications périnéales du nerf honteux, le relâchement complet de la fosse ischio-rectale. Comme la vessie peut être le siège d'une affection réflexe du rectum, vous devez également explorer cet organe. Il n'est pas rare de constater une inflammation de la glande prostate.

MALADIES DES YEUX

Il ne rentre pas dans le cadre de cet ouvrage de donner des détails minutieux sur le traitement ostéopathique des différentes maladies dont les yeux peuvent être affectés.

LÉSION. — Elle se trouve le plus souvent dans la région cervicale supérieure à la première, deuxième, troisième ou quatrième vertèbre. L'opinion prépondérante c'est que, dans toutes les maladies des yeux, l'atlas se trouve luxé. Bien que cela soit vrai dans plusieurs cas, il n'en est pas toujours ainsi. On trouve aussi des lésions à la première côte, à la deuxième et troisième vertèbre dorsale et même plus bas, à la cinquième.

Traitement. — Recherchez les lésions et corrigez-les. En plus de cela, actionnez les globes oculaires, en plaçant le bout des doigts d'une main sur les paupières fermées et en frappant ceux-ci légèrement et rapidement avec les doigts de l'autre main. Vous pouvez comprimer les deux canthus internes, en appliquant sur l'un le pouce, sur l'autre l'index. Par une manipulation douce mais profonde en dessus, en dessous et sur les côtés des globes oculaires, vous atteindrez et soulagerez les muscles des yeux. Les nerfs de la cinquième paire, à leurs différents points de sortie, c'est-à-dire aux paupières, au canthus interne, aux trous sus-orbitaire et sous-orbitaire devront être traités spécialement, par malaxation. La branche du maxillaire inférieure peut être atteinte sous l'articulation temporo-maxillaire. S'il y a obstacle à la circulation, il est bon de faire des applications d'eau froide et d'eau chaude, alternativement.

La plupart des affections des yeux sont guéries par l'Ostéopathie.

MALADIES DU RECTUM

Rétablissez la nutrition et les fonctions du rectum, en excitant le nerf honteux, dans la région lombaire et par la manipulation de la région moyenne sacrée. Traitez le rectum par la fosse ischio-rectale. Examinez toujours le foie, car l'arrêt dans la circulation de la veine porte peut être une cause de la maladie.

MAL DE POTT

Ici la lésion est évidente. Le traitement consiste entièrement à réduire les vertèbres affectées et à relâcher les muscles de l'épine dorsale, pour faciliter la circulation dans cette région. Si l'affection est bien prononcée, il faut se garder d'employer des mouvements violents. Pour soulager l'épine dorsale du poids du tronc, il est nécessaire de suspendre le malade par les bras. Ne pratiquez jamais de traitement violent.

Dans les cas avancés, le pronostic est peu favorable. Prise au début, la maladie a beaucoup de chances de guérison.

MAUX D'OREILLE. SURDITÉ

L'endoscopie révélera s'il y a perforation du tympan ou accumulation de cérumen. La lésion se trouve habituellement entre la seconde et la quatrième vertèbre cervicale. Quelquefois un désordre dans les vaso-moteurs des vertèbres cervicales inférieures suffit pour amener la surdité. La contracture du muscle scalène, celle du muscle sterno-cléido-mastoïdien, celle du muscle omo-hyoïdien et celle du muscle digastrique est aussi quelquefois l'origine des maladies de l'oreille.

Traitez le nerf grand occipital à la deuxième vertèbre cervicale et à la base de l'occiput; les nerfs craniens de la septième paire, à leur sortie du trou stylo-mastoïdien; ceux de la neuvième et dixième paires, à leur sortie du trou jugulaire, juste en arrière et en dessous du lobe de l'oreille. Il est avantageux d'obtenir le relâchement complet des tissus de cette région. En plus de ce traitement, introduisez vos doigts dans la bouche du patient et actionnez les amygdales et les ouvertures de la trompe d'Eustache. Faites sortir le cérumen avec de l'huile et de l'eau de savon.

Il est plus facile de guérir l'affection, si elle est d'origine catarrhale, que si elle est due à d'autres causes.

MÉLANCOLIE

Même traitement que pour l'hystérie. Le changement de milieu et d'occupation est nécessaire.

MIGRAINE. HÉMICRANIE

Modérez l'activité cardiaque, en dégageant les côtes du côté gauche et en serrant le ganglion cervical inférieur. S'il y a des nausées, vous les ferez disparaître par l'élévation et l'écartement des côtes du côté droit de la troisième à la cinquième. Examinez la région cervicale ainsi que les autres régions, au point de vue des lésions. Même traitement que pour la céphalalgie.

La migraine n'est souvent qu'un phénomène réflexe d'une maladie des yeux, de l'estomac, du foie, des intestins ou de l'utérus. Dans ces conditions, il faut combattre principalement la lésion déterminante.

Vous n'obtiendrez pas toujours un résultat immédiat, mais un traitement régulier amènera la guérison.

MYOCARDITE

Recherchez la lésion dans la région dorsale supérieure et dans les côtes.

Traitement. — Séparez les côtes et réduisez leurs lésions. Traitez les vaso-moteurs qui vont aux poumons et au cœur. Relâchez toutes les contractures pouvant exister dans la région dorsale supérieure. Exercice au grand air. Le régime diététique doit être léger et fortifiant.

NÉPHRITE

La lésion a son siège dans la région dorso-lombaire. Réduisez cette lésion (Voyez *Reins*). Attention aux urines.

RÉGIME. — Ni viandes, ni albuminoïdes, ni aliments lourds, etc. Les repas doivent être légers et composés surtout de lait, petit-lait, potage, gruau. Au fur et à mesure que les symptômes diminuent : œufs, bouillon de viande, etc. Le régime est d'une extrême importance.

NEURASTHÉNIE

La lésion ne réside pas en un point défini. C'est une irritation du système nerveux. Examinez l'état des organes sexuels. Le foie est souvent en défaut. On rencontre toujours des contractures dans la région spinale. Ne pas négliger le tube digestif.

Traitement. — Stimulation du foie. Relâchement des muscles du rachis dans les régions dorsales supérieure et cervicale. Stimulation du cœur. Manipulation du cou, pour favoriser la circulation dans la tête. Le traitement général est indiqué. L'application du traitement, juste au moment du coucher, assure souvent le repos de la nuit. Il n'y a pas deux cas justiciables du même traitement.

NÉVRALGIE

Recherchez le nerf affecté et faites-en cesser l'excès de tension. Pour cela, dans la plupart des cas, vous n'avez qu'à suivre le trajet du nerf et à relâcher celui-ci à sa sortie de l'épine dorsale.

NÉVRALGIE INTERCOSTALE. — Élevez la côte ou réduisez la vertèbre qui est la cause du mal.

NÉVRALGIE DU CŒUR. — D'ordinaire, c'est la troisième, quatrième ou cinquième côte qui est affectée. Élevez-les, séparez-les et comprimez-les fermement aux angles ou près de l'épine dorsale. Utilisez les applications chaudes.

NÉVRALGIE DE L'ESTOMAC. — Elle provient

généralement des nerfs intercostaux. Quelquefois c'est un réflexe d'un trouble de l'utérus. Recherchez la lésion entre la sixième et la huitième côte; quelquefois aussi, elle se trouve plus haut et dans les vertèbres. Une bonne compression amène toujours du soulagement. Il est souvent difficile de déterminer le patient à abandonner l'usage de la morphine, quand il s'y adonne, mais le traitement sera suivi de succès, s'il est poursuivi avec persistance. Les traitements correctifs doivent être administrés dans l'intervalle des crises.

Névralgie faciale. — Elle est souvent due à la carie des dents; souvent aussi elle est causée par la luxation de l'axis ou de l'atlas. Traitez les différentes branches terminales des nerfs crâniens de la cinquième paire. Réduisez la lésion dans la région cervicale.

NÉVRITE

La lésion provient souvent de la luxation d'une vertèbre dans la région dorsale supérieure. Le nerf affecté indiquera la lésion.

Traitement. — Repos au lit. Relâchement de toute l'épine dorsale. Massage délicat des tissus qui entourent le nerf affecté. Des appplications chaudes favorisent la circulation et calment la douleur. L'alimentation doit être nourrissante et facilement assimilable.

NÉVROSES. MAUX DE NERFS

La lésion se trouve toujours dans l'épine dorsale, près de la sortie du nerf affecté ou encore dans les vaso-moteurs qui desservent celui-ci. Quand il s'agit des bras, la lésion se trouve dans la région cervicale, entre la deuxième et la septième vertèbre; autrement elle se trouve dans la région dorsale supérieure. Maintes fois, ces désordres ne sont dus qu'à des contractures permanentes et anciennes.

Traitement. — Relâchez complètement ces régions et réduisez les lésions existantes. La manipulation des tissus voisins du nerf affecté aidera la guérison de celui-ci. Conseillez le changement d'occupation.

NÉVROSE TRAUMATIQUE

Dans ce cas, il y a resserrement de toutes les fibres contractiles des tissus qui entourent l'épine dorsale, y compris les muscles profonds et les ligaments.

Traitement. — Résolution générale des articulations vertébrales, suivie de la stimulation des nerfs de la région spinale superficielle.

OBÉSITÉ

La diète, l'exercice et la gymnastique : c'est tout le traitement que l'on peut donner dans l'obésité.

OBSTÉTRIQUE

Il est logique de supposer qu'une femme apparemment bien conformée aura des couches normales; de sorte qu'il n'est pas nécessaire d'examiner le bassin, à moins qu'il n'y ait une difformité ou une lésion de l'épine dorsale. Toutefois, il y a certaines précautions que toute femme doit prendre durant la grossesse. Un régime composé de fruits et de céréales, l'exercice au grand air et les bains amèneront une délivrance facile et donneront un enfant bien conformé.

Aussitôt appelé, le praticien ou la praticienne doit se transporter chez la malade, l'esprit libre et les mains prêtes à entreprendre le travail nécessaire. Il apportera avec lui une boîte contenant un antiseptique liquide, des ciseaux, de l'ouate hydrophile, un rouleau ou des tampons de gaze antiseptique, une éponge, et une bobine de fil de soie ou un peu de ficelle bien désinfectée dans l'eau bouillante.

Plus que jamais, au moment de l'accouchement, les soins de propreté sont de rigueur. La malpropreté est un crime. Faites prendre d'abord un bain de siège à la parturiente; ayez soin de bien nettoyer le périnée. Ensuite lavez-vous bien les mains avec de l'eau chaude et du savon ; plongez-les dans de l'eau désinfectée avec votre antiseptique et procédez à l'examen de la patiente. Avant chaque exploration; votre main doit être bien lavée et aseptisée. Il ne faut jamais négliger cette précaution.

Vous disposerez sur le lit, au-dessous des draps, un large morceau de toile cirée ou de caoutchouc, et, à défaut, une couche de journaux propres. Relâchez le vagin et le périnée. Vous obtiendrez d'excellents résultats, en pressant et malaxant le périnée. Facilitez la dilatation de la vulve, en passant le doigt, bien aseptisé, autour des grandes et des petites lèvres et en comprimant les ligaments adjacents. Ce procédé diminuera la souffrance. Pour combattre les douleurs, pressez sur les deux côtés du rachis, dans la région lombaire, sur la quatrième et la cinquième vertèbre et dans la région dorsale sur les huitième, neuvième et dixième. Cela ne retarde en rien le travail. Si les douleurs et les contractions expulsives de l'utérus sont lentes à se produire, stimulez la région lombaire. Le relâchement des ligaments coxo-fémoraux, à leur passage sur la crête pubienne, favorisera l'avancement de l'utérus dans le canal vulvo-vaginal. La pression de la symphyse pubienne aidera au relâchement et diminuera la douleur. Si l'enfant est gros et le travail difficile, protégez le périnée, en appliquant une main contre le plancher de celui-ci. Cette manœuvre dirigera l'enfant à travers l'orifice vaginal. Poussez les tissus, depuis la symphyse, dans la direction du corps périnéal.

Dès que la tête est sortie, voyez si le cordon ombilical entoure le cou. S'il en est ainsi, déroulez-le et suivez-le avec les doigts à l'intérieur du vagin, afin de le préserver de toute occlusion. Lorsque l'enfant se présente par les pieds, enveloppez le corps dans du linge ou du coton, afin de le préserver de l'air, jusqu'à ce que la tête soit sortie. L'air frais sur la peau, en stimulant les centres respiratoires, peut provoquer la respiration de l'enfant.

Aussitôt que l'enfant est né, ouvrez-lui la bouche et enlevez-en toutes les mucosités; puis, couvrez-le et attendez que les pulsations aient cessé dans le cordon ombilical. Alors, tirez le cordon vers l'ombilic, entre le pouce et l'index; nouez-le, avec un fil très propre et aseptisé, à environ 5 centimètres du nombril et coupez-le juste en dehors de ce point.

Si l'expulsion du placenta n'a pas encore été effectuée, une légère traction sur le cordon la provoquera. Généralement, la mère peut contribuer à la sortie du délivre, par un mouvement expulsif volontaire, en toussant ou en soufflant dans les mains fermées. Il ne faut pas se presser; quelquefois il faut une heure avant que le placenta soit expulsé. Dans le cas d'expulsion difficile, pressez sur la paroi abdominale au-dessus du bassin. Posez le plat de la main sur la paroi et pressez fortement de haut en bas. N'introduisez pas la main dans l'utérus, si cela n'est pas absolument nécessaire. Si cela est indispensable, assurez-vous que votre main est bien aseptisée. Alors, passez les doigts entre le placenta et la paroi utérine. L'air qui pénètre dans le vagin suffira souvent à le décoller. Si ce procédé n'est pas suffisant, obligez, avec précaution, le placenta à sortir de l'utérus.

Après la délivrance, s'il n'y a pas de déchirure et s'il n'y a pas d'infection à redouter, procédez soigneusement au lavage des parties génitales externes et protégez la vulve, par exemple, avec une serviette hygiénique assujettie de la façon habituelle. Entre la vulve et la serviette, interposez un tampon de coton hydrophile. Si une hémorrhagie se présente, vous l'arrêterez en frictionnant énergiquement, avec la main trempée dans l'eau froide, le mont de Vénus.

Après l'accouchement, l'utérus doit se contracter et se refermer. Vous l'aiderez à ce point de vue, en l'actionnant légèrement à la base, à travers la paroi abdominale. De cette façon, vous diminuerez aussi l'intensité et le nombre des douleurs qui suivent l'accouchement, vous abrégerez le temps que l'accouchée doit passer au lit et vous préviendrez l'hémorrhagie.

Après avoir soigneusement lavé les parties génitales, il faut laisser la mère s'endormir. Le repos est le meilleur restaurateur des forces. La garde-malade doit savoir faire les lavages. Ces lavages se font deux fois par jour à l'eau tiède antiseptisée. Si l'on juge utile de faire des injections, il faut se servir d'une canule parfaitement stérilisée à l'eau bouillante. Employez les antiseptiques habituels.

Donnez, à la garde-malade, des instructions précises sur les soins à donner à l'accouchée. Surveillez les seins. Si la sécrétion du lait est insuffisante, vous pourrez l'augmenter par la séparation des cinq ou six côtes supérieures, par l'élévation des omoplates et par le dégagement des artères sous-clavières et axillaires. Ces procédés agissent sur les branches mammaires internes, qui desservent ces glandes, et stimulent les nerfs intercostaux de cette région. En séparant et en donnant du jeu aux côtes, on augmente l'afflux sanguin dans les artères et on assure une parfaite circulation dans les veines. L'artère mammaire interne peut être actionnée à son origine par l'artère sous-clavière; l'effet cherché sera donc dû à une action réflexe. L'artère mammaire peut être actionnée aussi par l'intermédiaire du ganglion cervical inférieur.

Laissez-moi vous répéter, encore une fois, que l'introduction de la main dans l'utérus, pour en faire sortir le placenta, est la partie la plus dangereuse de l'accouchement. Il ne faut donc y recourir qu'en dernier ressort.

OREILLONS

La lésion, qui est un réflexe, est caractérisée par une contracture dans la région cervicale et dans la région dorsale supérieure. Tenez le malade au chaud et tranquille. Bonne aération de la chambre, évitez l'air froid. Relâchez les régions cervicales et surtout, soulagez, au moyen d'une friction délicate, les glandes tuméfiées. Veillez aux yeux, aux oreilles et aux organes génitaux. Abaissez la température, en utilisant le traitement ordinaire de la fièvre et ne permettez pas au patient de sortir trop tôt.

PALPITATIONS

Voyez *Troubles cardiaques*, pour ce qui concerne le traitement du cœur. Comprimez le ganglion cervical inférieur et élevez les côtes. Comprimez le plexus solaire.

PARALYSIE

Il faut combattre l'hémorrhagie cérébrale, réduire les lésions qui se trouvent : 1° dans la région cervicale à l'atlas et à l'axis; 2° dans la région dorsale supérieure; 3° dans la région dorsale inférieure ou lombaire; mais, moins souvent, et dans les cas de paraplégie.

Traitement. — On doit veiller à ce que les différents organes de nutrition et d'excrétion tels que l'estomac, les intestins et les reins fonctionnent convenablement. Recourez au traitement général, sans négliger le traitement particulier à chaque lésion. S'il y a lésion cérébrale, apportez une extrême attention à la région cervicale. Le relâchement des muscles et la manipulation calmante de l'épine dorsale viendront à bout de l'insomnie. Faites mouvoir toutes les articulations qui ont une tendance à s'ankyloser.

Par l'Ostéopathie, on obtient toujours un soulagement et quelquefois une guérison complète.

PARALYSIE INFANTILE

L'ostéopathe est ordinairement appelé, dans ces cas, plusieurs années après l'apparition de la maladie. On peut faire beaucoup, pour rétablir l'usage du membre, mais les progrès obtenus sont lents. La lésion se trouve généralement dans la région cervicale ou lombaire, quoiqu'elle puisse se trouver ailleurs. L'extension complète de l'épine dorsale est toujours indiquée. Le traitement des nerfs des membres paralysés est nécessaire.

Étant donnée l'ancienneté des cas que vous avez à traiter, la guérison complète est rare. Ne promettez jamais un résultat dans un temps donné. N'attendez que très peu de chose, avant six mois, car, quelquefois, il a fallu deux et trois ans, pour obtenir une grande amélioration.

PAROTIDITES NON OURLIENNES

La lésion est une contraction des muscles antérieurs, latéraux et postérieurs de la région cervicale. Le traitement consiste dans le massage délicat de ces tissus. La manipulation autour des glandes enflées fera disparaître l'inflammation. Le repos au lit, les applications chaudes ou froides sur les glandes seront utiles. En cas d'orchite, le repos, un suspensoir et un léger massage autour de l'anneau inguinal externe suffiront. On peut traiter auxiliairement la région lombaire.

PÉRICARDITE

Pour le traitement ostéopathique, voyez : *Troubles cardiaques.*

PÉRITONITES CHRONIQUES

La lésion est due à une contracture musculaire dans les régions splanchnique et lombaire. Ordinairement, il y a des lésions osseuses dans la région lombaire. Le traitement consiste à entretenir la liberté de l'intestin, au moyen de lavements à l'eau de savon, si c'est nécessaire; à relâcher les tissus dans les régions mentionnées plus haut; à manipuler légèrement et à comprimer la surface des plexus solaire et mésentérique inférieur. Des bains chauds et un petit massage calmant sur l'abdomen détourneront généralement les attaques. Les applications chaudes sont éminemment utiles. L'alimentation devra être liquide ou demi-solide. Les œufs crus, battus dans du lait ou du vin, les flans, les potages, le gruau, etc., composeront tout le régime, tant que dureront les symptômes de la maladie. Administrez le traitement toutes les fois que les douleurs se présentent.

PHARYNGITE

La lésion est muqueuse, musculaire ou osseuse, ou les trois à la fois et elle se trouve dans la région cervicale.

Traitement. — Stimulez la branche cervicale supérieure du grand sympathique, après avoir complètement relâché tous les muscles de la région sous-hyoïdienne et latérale. Atteignez et actionnez les nerfs craniens de la neuvième paire, juste au-dessous du lobule de l'oreille. Les nerfs de la dixième paire peuvent être atteints au même point ou dans la gaine de l'artère carotide. Le traitement, avec le doigt, de la membrane muqueuse des amygdales et du pharynx, fait disparaître l'inflammation. Les compresses d'eau glacée sont bonnes.

PLEURÉSIE

La lésion se trouve invariablement dans la région dorsale. Les côtes du côté malade sont généralement affaissées. L'endroit de la douleur indiquera la lésion.

Traitement. — Élevez les côtes et détendez les muscles intercostaux. Comprimez fermement les nerfs affectés, à leur sortie de l'épine dorsale. Ajoutez le traitement ordinaire des poumons. Il ne faut pas plus d'une heure pour chasser la douleur.

La pleurésie est guérie facilement par le traitement ostéopathique.

RÉGIME. — Dans la pleurésie avec épanchement, la diète doit consister en viandes maigres et en pain rassis, avec, juste ce qu'il faut de liquide, pour étancher la soif. Le malade peut sucer de la glace pour éviter de trop boire.

PNEUMONIE

La lésion est située dans la région dorsale, entre la deuxième et la sixième vertèbre. Tous les muscles intercostaux sont contractés.

Traitement. — Relâchez les muscles dans la région dorsale supérieure. Servez-vous du bras comme levier, placez une main entre l'épine dorsale et l'épaule et forcez en arrière le bras et l'omoplate. Ce procédé relâchera le muscle élévateur de l'angle de l'omoplate, le rhomboïde et les prolongements de l'érecteur de l'épine dorsale. Relâchez bien tous les muscles le long du rachis, en pressant vers le haut et vers l'extérieur. Manipulez la partie antérieure du corps, domptez l'insomnie par un massage léger du dos, de haut en bas et par le traitement des filaments des cinquièmes nerfs. Le pétrissage maintiendra la régularité des fonctions intestinales. Arrêtez la toux, en pressant avec le pouce la troisième et la cinquième vertèbre dorsale. La douleur disparaîtra sous la pression exercée en un point déterminé, que l'examen vous fera découvrir. L'état fébrile cédera à la compression de la région sous-occipitale et de la première côte. Régularisez la température par une lotion quotidienne froide ou tiède.

Régime. — Lait, flans, bouillons, jus de fruits, etc., toutes les deux ou trois heures. Même après la disparition de la fièvre, le retour à l'alimentation solide doit être opéré très lentement et progressivement.

POLYURIE

LÉSION. — La lésion est située dans la région dorso-lombaire. Examinez les dixième, onzième et douzième côtes.

Traitement. — Réduisez les lésions. Relâchez le muscle du carré lombaire. Poussez l'épine dorsale en avant en cas de cyphose, car celle-ci est souvent concomitante. Pour le reste, même traitement que dans les lésions des reins.

Le traitement ostéopathique amène ordinairement la guérison.

PYÉLITE

Le traitement de la pyélite ne diffère en aucun point de celui de la néphrite.

RACHITISME

LÉSION. — La lésion se trouve en différents points de la région spinale.

Traitement. — Stimulez les nerfs des organes digestifs, en accordant une attention particulière aux nerfs splanchniques. Réduisez chaque lésion. Le régime alimentaire et l'hygiène sont très importants. Le traitement spécial, associé à l'exercice au grand air, aux bains, à la gymnastique et au régime viendront à bout de cette affection.

RÉGIME. — Pour les enfants en bas âge : lait stérilisé, eau de gruau, eau d'orge.

Pour les enfants plus âgés, les graisses et les substances albuminoïdes doivent constituer la base de la diète : crèmes, lard à l'occasion, pain rassis, bœuf haché et fruits. Interdisez les aliments amylacés et sucrés.

REINS

Pour traiter les reins, le patient est couché sur le côté et fait face à l'opérateur. Placez une main sur la crête de l'os iliaque et l'autre main sur la paroi thoracique ou sur l'épaule. Relâchez la région lombaire de l'épine dorsale, en poussant l'os iliaque en avant et les côtes en arrière, et vice-versa. Puis, saisissez le patient par-dessous, en plaçant la main sous la région lombaire, et soulevez-le franchement de la table. Ce procédé relâche les muscles du carré lombaire et met en mouvement les viscères abdominaux, dégage les reins, les veines et les vaisseaux lymphatiques qui les desservent. Le patient étant maintenant couché sur le dos, les jambes et les cuisses fléchies, placez la main sous la région dorso-lombaire, en passant le bras par-dessus le patient. Soulevez-le par le bout des doigts. Massez la région des reins, antérieurement.

Le patient, ayant les jambes fléchies et les genoux séparés, faites tourner les jambes en dehors aussi loin que possible, pour effectuer une traction sur les muscles psoas. La lésion se trouve généralement entre la onzième vertèbre dorsale et la deuxième vertèbre lombaire. Cette lésion doit être réduite suivant sa nature. La position génupectorale est très commode, pour enlever la sensation de pesanteur dans les reins et la tension de ces organes.

RÉGIME. — Varié et en rapport avec la nature de la maladie. Dans la néphrite, proscrivez les aliments azotés et recommandez les bouillons en quantité, le lait écrémé et l'eau.

RHUMATISME

LÉSIONS. — Les lésions respectives peuvent se trouver en un point quelconque du corps. La lésion primaire est dans la région spinale correspondant au foie ou aux reins.

Traitement. — Le foie, les reins et les intestins sont les trois points d'attaque. En cas d'arthrite, il faut masser et faire travailler les articulations à chaque séance. Corrigez les lésions spinales et séparez les côtes. Souvent les côtes qui recouvrent le foie sont luxées. Les muscles de la région vaso-motrice de l'épine dorsale, depuis la deuxième jusqu'à la huitième vertèbre dorsale, sont invariablement contractés et doivent être relâchés. La relaxation complète des attaches scapulaires ainsi que des muscles qui recouvrent le plexus brachial, procure un grand soulagement aux bras. Une pression ferme, exercée sur le trajet des nerfs médian, cubital et radial du bras, ainsi que sur les nerfs crural antérieur, sciatique et obturateur de la jambe, suffit pour enlever la douleur et la raideur des articulations.

Traitez le foie et les reins. Dans les cas de rhumatisme aigu ou articulaire, il faut procéder avec une extrême précaution. Pratiquez deux ou trois traitements par jour.

RÉGIME. — Soupes, bouillons, aliments farineux, poisson, œufs et volaille en petite quantité. Dans les cas chroniques, vous pouvez permettre un peu de viande. On peut donner des eaux acidulées et des limonades légères. L'eau pure en abondance constitue la meilleure boisson. En cas d'arthrite, l'usage des graisses en frictions est indiqué. L'Ostéopathie agit favorablement dans tous les cas et elle vient facilement à bout des plus récents.

RHUMATISME MUSCULAIRE. MYODYNIE

La lésion est habituellement dans la région dorsale inférieure y compris la région du foie et des reins, car ces organes sont presque toujours en défaut.

Traitement. — Traitez le foie et les reins, suivant les instructions données dans les chapitres consacrés à ces organes. Pour les affections des bras, traitez les régions cervicale et dorsale supérieure; pour les affections des jambes, les régions lombaire et sacrée. Relâchez les muscles et pressez fermement les nerfs, depuis leur issue jusqu'à la partie affectée. Résolution complète des muscles de l'épine dorsale. Faites un traitement doux, une ou deux fois par jour. Les applications chaudes donnent souvent du soulagement.

Régime. — Céréales, bouillons et viandes légères. Évitez l'excès de la viande, les sucreries et les glycogènes. Boire beaucoup d'eau chaude.

RHUME, CORYZA

Relâcher pleinement tous les tissus du cou et stimuler les centres cardiaques. L'excitation de la région dorsale resserre les capillaires mésentériques et chasse le sang à la surface. Il est bon d'actionner les nerfs de la cinquième paire, à leur issue. Le patient doit se mettre au lit, prendre un bain de pieds chaud et boire de la limonade chaude. Provoquer la transpiration et éviter l'air frais pendant qu'on transpire.

Le rhume est facile à guérir par ce traitement.

Voyez aussi : *Catarrhe nasal. Rhinite.*

ROUGEOLE

Évitez d'exposer le malade au froid. Il n'y a pas de lésions osseuses. La lésion secondaire est située dans la région cervicale et dans la région dorsale supérieure. Relâchez les muscles de ces régions. Si l'éruption est imparfaite, la stimulation générale de la région dorsale supérieure la favorisera. Les lotions chaudes à l'éponge et les boissons chaudes produiront le même effet. Maintenez les yeux à l'abri de la lumière. Le malade doit se tenir dans une chambre à température moyenne et bien aérée, de préférence au lit. Faites attention aux bronches. Votre traitement doit être appliqué entre la première et la troisième vertèbre dorsale, et, antérieurement, sur les deuxième et troisième côtes. Faites la manipulation générale de l'épine dorsale et le traitement pour combattre la fièvre: c'est tout ce qu'il faut, même dans les cas les plus graves.

SCIATIQUE

LÉSION. — La lésion occupe la région lombaire, généralement sur le côté. Quelquefois, elle est due à des contractures musculaires autour de l'échancrure sacro-sciatique. Il y a souvent glissement de l'os iliaque.

Traitement. — Résolution générale des muscles de la région lombaire. Après avoir relâché les tissus autour de l'échancrure sacro-sciatique, détendez le muscle pyriforme, par la rotation intérieure de la cuisse. Pour cela, fléchissez la jambe sur la cuisse et saisissez les chevilles. Maintenez le genou et tournez la jambe de manière à opérer la rotation de la cuisse. Fléchissez la cuisse sur l'abdomen et la jambe sur la cuisse et allongez la jambe, en maintenant la cuisse fléchie. Vous obtenez ainsi l'extension du nerf sciatique. Opérez sur le creux poplité et sur l'ouverture de la petite saphène. Le foie et les reins jouent un rôle important. Réduisez les lésions existantes dans les vertèbres lombaires ou dans le sacrum.

Le traitement ostéopathique réussit généralement.

RÉGIME. — Le même que dans le rhumatisme.

SCROFULE

LÉSION. — Comme cette affection est constituée par l'infiltration tuberculeuse des glandes lymphatiques, la place de la lésion varie avec la position du mal. Les glandes du cou et de l'aisselle sont commandées par les nerfs qui émergent des régions cervicale et dorsale supérieure; l'aine et les jambes, par les vaso-moteurs qui s'étendent de la région dorsale à la région lombaire. Les côtes sont souvent en défaut.

Traitement. — Réduisez la lésion vertébrale habituelle. Il y a souvent déviation d'une côte. Pratiquez le traitement général.

RÉGIME. — L'exercice, la vie au grand air et une alimentation substantielle sont indiqués. Proscrivez la viande de porc.

SPASMES

LÉSION. — La lésion se trouve près de la sortie du nerf qui régit le muscle affecté. Pour les nerfs craniens, elle est située dans la région cervicale ou dans la région dorsale supérieure. Quelquefois elle est due au défaut de nutrition du nerf et à un trouble des vaso-moteurs.

Traitement. — La manipulation générale du membre affecté produit toujours un soulagement. La pression soutenue, sur le trajet du nerf, arrête le spasme. Le traitement le plus efficace consiste à réduire la lésion osseuse.

TACHES HÉPATIQUES

Le traitement doit avoir pour but d'activer la circulation du foie et de la région affectée.

TORTICOLIS

LÉSION. — La lésion se trouve ordinairement dans le milieu de la région cervicale, quelquefois elle affecte l'atlas ou même la région cervicale inférieure. Le torticolis est une variété de rhumatisme musculaire.

Traitement. — Appliquez la main sur le muscle sterno-cléido-mastoïdien, au point d'intersection des nerfs craniens de la onzième paire. Tournez le cou aussi loin que possible de chaque côté. Tendez le cou en l'inclinant et pliez brusquement la tête dans le même sens.

Ce traitement guérira tous les cas relativements récents. Dans quelques cas très anciens, il n'y a pas grand'chose à faire.

TOUX

Le traitement dépend de la nature de la toux. Dans beaucoup de cas, elle est due à l'allongement de la luette. Trempez alors les doigts dans l'eau froide et manipulez délicatement le palais et la luette. Si la toux est d'origine pharyngienne, recherchez les lésions dans les vertèbres cervicales supérieures et moyennes. Si elle est due à une bronchite, la lésion se trouve habituellement à la seconde ou à la quatrième vertèbre dorsale ou le long des côtes correspondantes. Dans tous les cas, procédez au relâchement général des muscles du cou. Ensuite, exercez une ferme pression inhibitoire sur la trachée, en descendant la main de chaque côté de celle-ci, depuis le premier anneau jusqu'au sternum.

Relâchez les muscles sterno-hyoïdiens et sterno-thyroïdiens. La contraction de ces muscles peut souvent occasionner une irritation de la trachée.

La compression de la troisième vertèbre dorsale calme ordinairement l'accès. Dans la pneumonie et autres affections pulmonaires, il est absolument nécessaire de savoir calmer la toux, afin d'empêcher l'épuisement. Pour cela, le soulèvement des côtes et une pression ferme exercée en un point situé habituellement entre la seconde et la cinquième dorsale seront très efficaces.

Souvenez-vous que la toux peut être symptomatique de beaucoup de maladies. Découvrez la cause, car elle peut provenir d'un organe quelconque.

TRAITEMENT DE LA RATE

Lésion. — La lésion se trouve ordinairement entre la huitième et la dixième vertèbre ou bien la neuvième ou dixième côte du côté gauche.

Traitement. — Le traitement consiste dans le massage de la région spinale, suivi de la flexion des cuisses sur l'abdomen et de la stimulation de la rate, au-dessous du bord costal. La vibration générale sur la neuvième côte, du côté gauche, améliore la circulation dans la rate. En cas d'inflammation de la rate, faites des applications chaudes. Actionnez toujours le foie en même temps que la rate, car la circulation veineuse s'effectue par le foie.

TRAITEMENT DU FOIE

Le foie est un organe très important, qui doit être soigné dans beaucoup de maladies. Son centre est dans la région splanchnique, de la septième à la dixième dorsale.

Traitement. — D'abord, relâchez la région splanchnique. Puis faites asseoir le patient et tenez-vous derrière lui; passez un bras devant lui et, au moment où il expire l'air, après une profonde inspiration, soulevez la paroi abdominale et pressez vers le haut sous les huitième, neuvième et dixième côtes. Ensuite, faites coucher le patient sur le dos et pétrissez bien le foie. Exercez une pression vers l'intérieur et vers le haut à environ 6 à 7 centimètres au-dessus et à droite de l'ombilic. Enfin, étendez le patient sur le côté gauche et, vous tenant derrière son dos, passez votre bras au-dessus de lui et pressez l'abdomen vers le haut, juste au-dessus du nombril. Avec l'autre main, pratiquez la vibration énergique de la paroi de l'abdomen, qui se trouve sur le foie. Cette manœuvre facilite la circulation du sang dans le foie et augmente l'activité des fonctions de cet organe. Comme moyens additionnels : gymnastique, exercice au grand air et beaucoup d'eau : 2 à 3 litres par jour.

RÉGIME. — Dans toutes les affections du foie, les liqueurs et l'alcool sont interdits. Pas de porc, d'aliments frits ni salés, pas de sucreries, pas de fécules ni d'huile. Seulement des aliments frais et en petite quantité : poisson, huîtres, ris de veau, viande maigre, œufs, lait, petit-lait, légumes verts, pain grillé, fruits frais, etc. Pas de boissons pendant le repas. Repos d'une heure avant et après le repas.

TRAITEMENT DU PANCRÉAS

Les lésions qui affectent cette glande se trouvent dans la région splanchnique. Le plexus solaire fournit le moyen de l'actionner par devant. Le traitement doit être dirigé sur la neuvième et la dixième côte, ainsi que sur les vertèbres correspondantes.

TROUBLES CARDIAQUES

Il faut combattre activement l'arythmie et l'insuffisance valvulaire.

Les lésions ont leur siège dans les vertèbres cervicales, de la cinquième à la septième; à la tête de la première côte; dans la cinquième vertèbre dorsale et la cinquième côte, du côté gauche. Il y a de la sensibilité à l'articulation chondro-costale de la cinquième côte. Cette sensibilité s'étend quelquefois à la quatrième et à la sixième côte.

Traitement. — Le traitement consiste à relâcher les muscles dans les régions ci-dessus indiquées, à réduire les lésions osseuses, à élever et à séparer les côtes du côté gauche, à remettre en place la cinquième vertèbre dorsale et la cinquième côte, à élever la clavicule.

Une amélioration sensible est la règle.

RÉGIME. — Une nourriture substantielle, viandes légères, etc. Évitez les soupes et les aliments liquides, le café, le thé et les boissons alcooliques.

TROUBLES DU CERVEAU

L'Ostéopathie vise deux points principaux :

1° Régulariser la circulation générale du sang ;

2° Exercer un contrôle continu sur l'arrivée du sang au cerveau et sur sa sortie consécutive.

Pour atteindre ce but, il faut d'abord traiter à fond les centres de la circulation et relâcher, par la pression et par des mouvements aptes à les détendre, les muscles, les ligaments et les tissus qui environnent ces centres. Ensuite, il faut stimuler les couches profondes, à l'effet d'assurer l'action du cœur et des artères. C'est dans la région comprise entre la troisième et la cinquième vertèbre dorsale qu'il faut opérer. Puis, élevez les clavicules, observez attentivement la première côte et pressez fortement sur le ganglion cervical inférieur. Le plexus solaire, qui régit le calibre des vaisseaux mésentériques, aide à régler la pression artérielle. La main, appuyée fortement sur le plexus solaire, réduira la pression générale des artères et, en régularisant le courant sanguin, diminuera la congestion de toutes les parties du corps. Les tissus du cou doivent être relâchés complètement. Enfin, en comprimant les artères vertébrales de trois à cinq minutes, la tête du patient rejetée en arrière, vous supprimerez la congestion cérébrale. Si cependant elle persistait, faites plonger les pieds du malade dans l'eau chaude et faites des applications de glace à la base du crâne.

RÉGIME. — Il est bon de varier souvent la nourriture, qui doit être légère, substantielle et laxative.

TROUBLES DU SYSTÈME VASO-MOTEUR

LÉSION. — Dans les troubles du système vasomoteur, le cœur, les yeux, l'estomac et les nerfs vaso-moteurs se trouvent intéressés. Si le trouble provient directement des vaso-moteurs, recherchez la lésion dans la région dorsale supérieure, ordinairement entre la deuxième et la sixième vertèbre dorsale. La lésion peut se trouver aussi dans la région cervicale inférieure et affecter le plexus cervical moyen ou inférieur.

Traitement. — Réduisez la lésion. Vous obtiendrez le succès désiré, en traitant l'estomac, en relâchant les muscles et en pratiquant l'extension du cou.

TUMEURS

La lésion peut se trouver dans la région spinale et affecter soit l'innervation, soit la circulation du sang. La pratique ostéopathique a démontré qu'un grand nombre de tumeurs sont produites par une irritation du système nerveux ou par une circulation imparfaite. Si la tumeur est située dans un des côtés de la poitrine, la lésion se trouve dans les côtes du même côté ou dans la région cervicale inférieure. Si la tumeur est utérine, la lésion affecte alors la région lombaire ou la région sacro-iliaque. Cette tumeur peut aussi être consécutive à la congestion des organes du bassin, résultant d'une contention imparfaite des viscères dans l'abdomen. Beaucoup de ces tumeurs se réduisent, en même temps que s'améliorent l'état général et la circulation du sang. Ne massez pas trop la tumeur elle-même, crainte de l'irriter.

Chaque tumeur constitue un cas particulier. Il faut prendre en considération les progrès du mal et l'état du malade. Beaucoup de cas sont améliorés, quelques-uns sont guéris, d'autres restent rebelles.

VARIOLE

Il faut isoler le malade, jusqu'à ce que la période de desquamation soit complètement achevée. Lotions quotidiennes à l'éponge, chambre bien aérée. Combattez la fièvre, en serrant la région sous-occipitale ou en comprimant le ganglion cervical inférieur. Le traitement général fera disparaître tous les malaises désagréables. Des onctions de vaseline ou d'huile calmeront les démangeaisons.

VERTIGES

Les vertiges peuvent provenir de différentes causes. Les plus fréquentes dépendent des yeux, des oreilles, de l'estomac, du foie, des reins et du système circulatoire. L'examen révélera la source du trouble. Il y a beaucoup d'exemples où les vertiges sont dus aux lunettes ou aux binocles. S'ils sont consécutifs à un trouble des nerfs vaso-moteurs, vous découvrirez presque toujours la lésion dans la région cervicale. Pour combattre cette affection, pressez profondément sous la clavicule, de façon à atteindre les nerfs du plexus cardiaque. Renversez la tête bien en arrière, en la tenant fortement avec une main au point de jonction de l'occiput et de l'atlas. Descendez les mains, avec fermeté, sur le trajet des jugulaires. Élevez les clavicules, traitez chacun des organes affectés. Réduisez les lésions cervicales.

Les vertiges cèdent facilement à l'art de l'ostéopathe.

VOMISSEMENTS

Souvent la lésion est localisée dans la région dorsale médiane et supérieure, aux troisième, quatrième ou cinquième côtes. Élevez ces côtes, exercez une pression ferme sur leurs angles et relâchez bien les muscles intercostaux ; vous arrêterez aussi la violence des accès, même dans les vomissements de la grossesse.

APPENDICE

GYNÉCOLOGIE

GYNÉCOLOGIE

Les maternités de notre race sont de plus en plus heureuses et normales.

En remplaçant les médecines et les drogues par une méthode rationnelle de traitement, l'Ostéopathie a contribué en grande partie à ce résultat. Dans les maladies des femmes, plus encore que dans les autres, la raison d'être du traitement ostéopathique saute aux yeux.

Faites disparaître la cause de la congestion des organes, favorisez la circulation du sang, remettez en place et fortifiez les organes, la nature restaure elle-même la santé et la vitalité, si on lui en fournit l'occasion. Quelles que soient les conditions dans lesquelles se présente la maladie des organes pelviens, il y a toujours trop de sang dans ces organes. L'effort continu et exagéré des vaso-constricteurs, en affaiblissant rapidement les nerfs et les parois vasculaires, provoque fatalement l'engorgement. La stase du sang accompagne toujours l'hyperémie. La stagnation du sang empêche celui-ci d'acquérir ses propriétés nutritives, augmente le pourcentage des produits de désassimilation, détériore les parois vasculaires et produit la transsudation de l'œdème.

Cette accumulation du liquide sanguin en un point donné irrite les extrémités terminales des nerfs et provoque dans les organes une excitation qui va jusqu'à la douleur. L'état moléculaire des tissus se modifie et devient morbide soit par voie d'agrégation, comme dans les excroissances, l'hypertrophie et les tumeurs, soit par voie de lacération, comme dans les ulcérations.

La leucorrhée constitue le prodrome avant-coureur de presque tous les troubles des organes du bassin, le signe infaillible de l'hyperémie de la stase veineuse et de la déchéance des parois vasculaires. Cet écoulement devrait s'effectuer par les conduits naturels, les veines, dont le rôle est d'éliminer les produits de l'oxydation du sang dans les tissus. Survient-il une pression sur un point quelconque du système veineux entre le bassin et le cœur, l'exsudat se présente aussitôt. Toutefois, la compression des veines n'est pas le seul facteur qui puisse troubler la vitalité des organes pelviens. Étroitement reliés avec le système nerveux sympathique et avec le système cérébro-spinal, les organes pelviens sont, pour ainsi dire, directement et indirectement, les serviteurs du système nerveux. Tout changement dans leurs positions respectives peut donc irriter le ou les nerfs afférents et, par action réflexe, entraver la nutrition et les fonctions de ces organes.

Mais ce n'est pas tout. Tout changement qui surviendra sur le parcours de ces nerfs produira aussi le même effet. Les organes pelviens sont desservis par les nerfs qui émergent des portions lombaire et sacrée du canal spinal, ainsi que du plexus hypogastrique, recouvrant la surface de la cinquième vertèbre lombaire.

Les nerfs, qui actionnent les ovaires, proviennent soit de l'utérus et suivent les trompes de Fallope, soit du plexus ovarien, dérivé du plexus aortique, et se relient ainsi à la partie inférieure du plexus solaire. Le plexus hypogastrique reçoit aussi les fibres nerveuses qui arrivent de la région dorsale inférieure, ce qui met les organes pelviens en relation avec les segments spinaux de la région dorsale inférieure et de la région lombaire supérieure.

Le système artériel, qui dessert les viscères abdominaux, provient de l'aorte. Le système veineux suit le même chemin, en sens inverse.

Dans sa position naturelle, l'utérus s'étend depuis sa base, qui se trouve un peu au-dessous du bord du bassin, légèrement à droite de la ligne médiane, jusqu'à la partie supérieure du vagin, dans lequel il pénètre, par son col, en formant, avec le vagin, un angle droit ou obtus. L'état de la vessie et celui du rectum affecteront la position de l'utérus.

Les trompes de Fallope s'étendent latéralement, à partir des angles supérieurs de l'utérus, au-dessous du niveau du promontoire sacré, et sont enveloppées dans le ligament large. Elles ont une longueur de 10 à 13 centimètres, recouvrent et entourent les ovaires. Ceux-ci ont à peu près 3 à 4 centimètres de long sur 1 à 2 centimètres de large et environ 1 cent. 1/2 d'épaisseur, et sont contenus dans le ligament large. Ils sont situés à l'entrée du bassin, de chaque côté de la matrice et, normalement, ne sont pas accessibles à la palpation, par la paroi abdominale. Le système vasculaire afférent est une dérivation de l'artère ovarienne et les nerfs qui les actionnent appartiennent au plexus hypogastrique.

Dans beaucoup de cas, vous pouvez faire l'examen des organes pelviens et effectuer la guérison sans examiner le vagin. Il doit en être ainsi, lorsqu'il s'agit d'une jeune fille. Vous devez d'abord inspecter le rachis, dans les régions suivantes : de la neuvième à la onzième dorsale, de la première à la troisième lombaire ; les articulations sacro-lombaires, les synchondroses sacro-iliaques et les nerfs sacrés de la deuxième et troisième paire.

De plus, la cinquième vertèbre lombaire est presque toujours affectée soit comme cause déterminante d'un trouble du plexus hypogastrique, soit comme réflexe de ce trouble.

Pour une exploration locale, la malade doit être couchée sur le dos, les jambes fléchies et le corps recouvert. Lavez-vous soigneusement les mains, aseptisez-les et enduisez-les légèrement d'une substance non irritante, par exemple de vaseline. Si vous êtes obligé d'examiner une jeune fille, prenez bien garde de rompre l'hymen. Souvent un hymen non perforé peut être la cause d'un trouble.

Servez-vous de la main gauche pour comprimer l'utérus à travers la paroi abdominale antérieure. Notez avec soin sa position. Habituellement l'index doit sans effort atteindre l'utérus au point où il pénètre dans le vagin. Si l'utérus se trouve trop près de l'entrée du vagin, c'est qu'il y a chute de la matrice. Vous reconnaîtrez à la direction de l'orifice du col de la matrice si cet organe est dévié en avant, en arrière ou de côté, c'est-à-dire s'il y a ce que l'on appelle antéversion, rétroversion ou latéroversion.

Si le col est recourbé sur le sommet, vous êtes en présence d'une flexion. La flexion se distingue de la déviation par ce que, dans le premier cas, l'altération se porte sur les ligaments utérins, tandis que, dans le second, elle se porte sur les tissus mêmes de la matrice. L'examen à l'aide du spéculum et de la sonde est souvent nécessaire.

L'une quelconque de ces anomalies indique la présence d'une trop grande quantité de sang de qualité inférieure. La douleur et l'irritation ont attiré trop de sang à l'endroit considéré et la stase a gâté le sang. Les applications locales sont sans utilité. Les pessaires et les supports ne remettent, par eux-mêmes, rien en place. Le traitement consiste à faire disparaître le désordre qui affecte les muscles, les ligaments ou les vertèbres de la région dorsale inférieure et de la région lombaire. Lorsqu'une partie de l'anse sigmoïde ou du rectum rentre dans l'autre, cela peut causer un trouble de l'utérus ou du plexus hypogastrique. Vaincre la constipation, c'est bien souvent opérer la guérison. Enlevez la tension des viscères abdominaux et prévenez-en l'enlacement. Faites que la malade se tienne l'épine dorsale droite dans la position debout ou assise, le thorax penché en avant et l'abdomen rejeté en arrière. En obligeant les muscles de la partie inférieure du ventre à maintenir avec force le contenu de la cavité abdominale, on prévient bien des maux et on conjure les maladies des organes pelviens à leur début.

Stimulez le nerf honteux, à son passage sur l'arête de l'os iliaque. Ce nerf alimente la plupart des muscles du périnée. En conservant la tonicité de ces muscles, les parois du vagin maintiendront parfaitement l'utérus en place. Le relâchement du périnée conduit au prolapsus utérin.

Vous obtiendrez d'excellents résultats, en remontant la paroi du bassin, pendant que la malade est couchée sur le dos, les jambes fléchies, ou bien en faisant prendre à la malade la position génu-pectorale, qui attire en avant les viscères du bassin. Les cas ordinaires de déplacement de la matrice peuvent être guéris de cette façon. Une méthode, très efficace contre les déplacements, consiste à introduire deux doigts dans le vagin, la malade étant dans la position génu-pectorale, qui oblige les viscères abdominaux à se porter en avant et en haut, et à écarter les doigts de manière à laisser pénétrer l'air dans le vagin. La pression atmosphérique suffit ordinairement à remettre l'utérus en place. La patiente doit se reposer pendant quelques instants, après chaque séance. S'il y a rétroflexion ou rétroversion, il est avantageux de stimuler le ligament rond.

Pour traiter la coccygodynie ou douleur névralgique de la région du coccyx, il faut supprimer toute cause d'irritation du nerf coccygien et calmer l'activité de la glande coccygienne. La dislocation du coccyx est la cause de beaucoup de troubles de cette espèce.

La métrite se soigne par l'intermédiaire des nerfs lombaires et du plexus hypogastrique. Il faut toujours traiter le nerf honteux, lorsque les parois du vagin sont impliquées dans l'affection.

L'ovarite est souvent guérie, par la réduction des luxations de la dernière vertèbre dorsale ou de la première lombaire, quand elles existent. La dysménorrhée peut être soulagée et guérie, en corrigeant les déviations de ces mêmes vertèbres et des synchondroses sacro-iliaques, en même temps que les déplacements de l'utérus. L'aménorrhée est guérie, en restaurant la respiration, la circulation et la nutrition, en écartant les vertèbres lombaires par des mouvements en forme de « huit » et, enfin, en frappant fortement votre main gauche, posée en travers du sacrum de la malade, avec le poing droit fermé. Ce procédé produit un effet stimulant très puissant.

LEXIQUE

LEXIQUE

AORTE. — C'est l'artère par laquelle le sang rouge part du cœur pour se rendre dans toutes les parties du corps humain.

APOPHYSES. — Éminences des os servant à leur articulation ou aux insertions musculaires.

ATLAS. — C'est la première vertèbre cervicale. Elle supporte la tête. Ses apophyses articulaires s'appellent *masses latérales.*

AUERBACH (plexus d'). — Plexus situé dans les parois intestinales.

AXILLAIRE (artère). — Artère de l'aisselle qui fait suite à la sous-clavière, depuis la clavicule, et se continue par l'artère brachiale au grand pectoral.

AXIS. — Seconde vertèbre du cou. Son apophyse odontoïde sert de pivot aux mouvements de la tête.

BIFIDE. — Adjectif qui s'applique à tout organe allongé présentant une division longitudinale.

CÆCUM. — Première partie du gros intestin, en forme de cul-de-sac et faisant suite à l'intestin grêle.

CAROTIDE. — Nom désignant les artères qui portent le sang aux différentes parties de la tête.

CARRÉ LOMBAIRE. — Groupe de muscles dont la figure se rapproche du carré et qui, faisant partie de la paroi postérieure de l'abdomen, relie la crête iliaque, la dernière côte et les apophyses transverses des premières vertèbres lombaires.

CÉRUMEN. — Humeur qui tapisse le conduit auditif externe et qui sert à le lubrifier, à entretenir la souplesse de la membrane, à arrêter les poussières, les insectes, etc.

CERVICAUX (ganglions). — Au nombre de trois : supérieur, moyen et inférieur. Ils sont situés au cou et sont formés par le nerf grand sympathique.

CHOLÉDOQUE (canal). — Canal qui conduit la bile au duodénum. Il a une longueur d'environ 8 centimètres.

CHONDRO-COSTAL. — Se dit de l'union du cartilage costal aux côtes.

CHYLE (réservoir du). — Réservoir situé au bas du canal thoracique, formé par la réunion de tous les vaisseaux lymphatiques des membres inférieurs et des parties du tronc situées au-dessous du diaphragme, et par lequel passe le chyle avant d'entrer dans la circulation générale.

CILIAIRE (muscle). — Anneau mou de 3 à 4 millimètres de large placé à la face interne de la sclérotique de l'œil. Ce muscle constitue l'organe actif de l'accommodation.

CILIO-SPINAL (centre). — Région qui s'étend de la sixième vertèbre cervicale à la deuxième dorsale et d'où partent les filets nerveux du sympathique qui vont aux fibres rayonnées de l'iris. Il préside à la dilatation pupillaire.

COCCYGIENNE (glande). — De la grosseur d'un grain de chènevis, cette glande est située près du sphincter externe de l'anus, à la partie antéro-inférieure de la région du coccyx.

COCCYX. — Petit os situé au-dessous du sacrum à l'extrémité inférieure de la colonne vertébrale.

CÔLON. — Deuxième partie du gros intestin s'étendant depuis le cæcum jusqu'au rectum.

COTYLOÏDE (cavité). — Cavité de l'os de la hanche qui contient la tête du fémur.

CRURAL (nerf). Nerf provenant du plexus lombaire et alimentant le muscle psoas-iliaque, le triceps fémoral, le couturier, le pectiné et le premier abducteur.

CUBITAL (nerf). — Nerf du plexus brachial (8e paire cervicale et première dorsale). Il alimente le cubital antérieur de l'avant-bras et la moitié interne du fléchisseur profond des doigts, l'articulation du coude en partie, et fournit quelques rameaux aux doigts.

DIGASTRIQUE (muscle). — Ce muscle, qui abaisse la mâchoire inférieure ou élève l'os hyoïde, est situé dans la région sus-hyoïdienne du cou et se compose de deux parties charnues, réunies par un tendon.

DUODÉNUM. — Première partie de l'intestin grêle faisant suite à l'estomac.

ENDOSCOPIE. — Examen à l'aide de l'endoscope. C'est un instrument qui sert à examiner les cavités à orifice étroit comme l'utérus, l'urètre, les fosses nasales, etc.

ETHMOÏDE (os). — Petit os situé dans l'échancrure de l'os frontal et qui concourt à former la base du crâne, l'orbite et les cavités nasales.

EXSUDAT. — Liquide d'origine pathologique qui sort des vaisseaux dans des conditions différentes de l'état normal.

FACIAL (nerf). — Ce nerf est moteur des muscles peaussiers du visage et du cou. Il régit les mouvements des joues, des narines, des lèvres, des paupières, du pavillon de l'oreille et intervient dans les mouvements de la base de la langue et de l'os hyoïde.

FALLOPE (trompes de). — Ce sont deux conduits de 10 à 13 centimètres de longueur, qui s'étendent entre chacun des angles supérieurs de la matrice et l'ovaire correspondant et qui sont destinés à porter l'ovule de l'ovaire à l'utérus.

GANGLIONS. — Petits corps d'apparence et de structure variables, qui appartiennent aux canaux lymphatiques (ganglions lymphatiques) ou bien aux racines postérieures de la moelle, ou au nerf grand sympathique (ganglions nerveux).

GLYCOGÈNE. — Qui engendre du sucre.

HONTEUX (nerfs). — Au nombre de deux. L'*interne* provient du plexus sacré et anime le périnée et la verge ou le clitoris, l'*externe* ou nerf sus-pubien provient du plexus lombaire et innerve en particulier les grandes lèvres chez la femme et la peau du pubis et du scrotum chez l'homme.

HYOÏDE. — Petit os situé contre le larynx et la base de la langue.

HYPOGASTRIQUE. — Qui a rapport à la partie antérieure et inférieure de l'abdomen (hypogastre). La *région* hypogastrique est bornée en haut par la ligne qui joint les épines iliaques antérieures et supérieures. Le *plexus* hypogastrique occupe les parties latérales et postérieures du rectum et le bas-fond de la vessie. Il est formé du *plexus mésentérique inférieur*, des rameaux provenant des 3e et 4e paires sacrées et forme les plexus des organes du bassin inférieur.

ILÉON. — Voyez *Intestins*.

ILIAQUE. — Os pair, irrégulier, qui occupe les parties latérales et antérieures du bassin.

ILIO-FÉMORAL (ligament). — Ligament de la hanche et du fémur.

ILION. — Pièce de l'os iliaque, qui forme la région postéro-supérieure.

ILIUM. — Synonyme de Ilion.

INGUINAL (canal). — Canal long de 4 centimètres situé au-dessus de l'arcade de Fallope dont l'orifice superficiel ou antérieur s'appelle *anneau inguinal externe*, l'orifice profond ou postérieur, *anneau inguinal interne.*

Il donne passage chez l'homme au cordon spermatique, chez la femme au ligament rond.

INHIBITION. — Action d'arrêt, de relâchement, de modération exercée sur les nerfs vasomoteurs.

INHIBITOIRE (action). — Voyez *Inhibition.*

INNOMINÉ (os). — Os iliaque.

INNOMINÉ (nerf). — Nerf trijumeau.

INNOMINÉE (artère). — Naît à l'aorte et se termine à la hauteur de la fossette sus-sternale, près de l'extrémité interne de la clavicule droite.

INNOMINÉE (glande). — La glande lacrymale.

INTESTIN. — Canal musculo-membraneux, qui atteint chez l'homme environ 7 fois la longueur du corps. L'intestin grêle, qui fait suite à l'estomac, se divise en duodénum, jéjunum et iléon Le gros intestin s'étend jusqu'à l'anus et se divise en cæcum, côlon et rectum.

INVAGINATION. — Entrée accidentelle d'une portion d'intestin dans une autre portion.

ISCHION. — Partie inférieure de l'os iliaque.

JÉJUNUM. — Voir *Intestin*.

JUGULAIRE (veine). — Ce nom désigne 4 veines du cou, distinguées en *antérieure*, *postérieure*, *interne* et *externe*.

JUGULAIRE (fosse). — Dépression osseuse située entre l'occipital et le temporal et qui contient la jugulaire interne.

JUMEAUX (muscles). — Muscles accolés l'un à l'autre, rotateurs de la cuisse en dehors.

MALAIRE (os). — Petit os de la joue qui forme la saillie de la pommette.

MAMMAIRES (artères). — Au nombre de deux, interne et externe. Elles alimentent les mamelles.

MASTOÏDE (apophyse). — En forme de mamelon, elle est située à la partie inférieure et postérieure de l'os temporal, au-dessous et en arrière du conduit auditif externe.

MECKEL (ganglion de). — Ganglion nerveux de la grosseur d'une lentille, qui est en relations avec les muqueuses de la trompe d'Eustache, du nez, du pharynx, du palais.

MÉDIAN (nerf). — S'étend entre le plexus brachial et la paume de la main et actionne les muscles de la région antérieure de l'avant-bras, excepté le cubital antérieur et le fléchisseur profond, et divers muscles de la main.

MÉSENTÈRE. — On comprend sous ce nom plusieurs replis du péritoine qui attachent le conduit intestinal aux parois de l'abdomen.

MÉSENTÉRIQUE (plexus). — Le *supérieur* dépend du plexus solaire et se ramifie à l'intestin grêle et un peu au gros intestin. L'*inférieur* dépend aussi du plexus solaire et en partie du grand sympathique. Il se distribue à l'artère mésentérique inférieure, aux côlons transverse et descendant, à l'os iliaque et se continue par le plexus hypogastrique.

MITRALE (valvule). — Valvule de l'orifice auriculo-ventriculaire gauche du cœur, dont la forme ressemble à la mitre d'un évêque.

NÉLATON (ligne de). — C'est la ligne droite qui relie l'épine iliaque antérieure et supérieure à la tubérosité de l'ischion. Lorsque la cuisse est fléchie à angle droit, cette ligne passe par le sommet du trochanter ; mais si le fémur est luxé, elle passe devant le sommet du trochanter.

OBTURATEUR (nerf). — Provient du plexus

lombaire, il alimente les muscles obturateurs externes, droit interne et les trois abducteurs.

OBTURATEURS (muscles). — Interne et externe. Ce sont deux muscles de la cuisse qui naissent au trou obturateur.

OBTURATEUR (trou). — Anneau osseux situé entre la tubérosité de l'ischion et les branches horizontale et descendante du pubis.

OCCIPITAL (os). — Cet os forme la paroi postéro-inférieure du crâne. Il est impair, symétrique et médian.

ODONTOÏDE (apophyse). — Apophyse en forme de dent qui surmonte le corps de l'axis et qui sert de pivot pour ainsi dire aux mouvements de la tête.

OMO-HYOÏDIEN. — Muscle situé en avant du cou et sur les côtes, qui s'attache à l'omoplate et à l'os hyoïde.

OMOPLATE. — Os triangulaire, large et mince, formant la partie postérieure de l'épaule. L'*épine* le partage en deux parties inégales par une saillie située environ au tiers supérieur.

PANCRÉAS. — Glande en grappe, d'une longueur d'environ 15 centimètres, située dans l'abdomen, en avant des première et deuxième vertèbres lombaires, en arrière de l'estomac, entre la rate et le duodénum, et au milieu des courbures de ce dernier. La sécrétion interne de cette glande a un effet modérateur sur le foie. La sécrétion externe, appelée suc pancréatique, se déverse dans l'intestin par le canal pancréatique et concourt à la digestion.

PAROTIDE. — L'une des glandes salivaires, située au-dessous de l'oreille.

PELVIEN. — Qui appartient au bassin.

PÉRISTALTISME. — Action par laquelle l'intestin accomplit un mouvement de contraction de haut en bas, pour favoriser le travail de la digestion. Se rapporte aussi à l'uretère, aux voies biliaires, etc.

PÉRITOINE. — Membrane séreuse qui tapisse la face interne des parois de la cavité abdominale et qui enveloppe la plupart des organes contenus dans cette cavité.

PHRÉNIQUE (nerf). — Ce nerf provient des 3ᵉ, 4ᵉ et 5ᵉ paires cervicales et alimente le diaphragme. Il est réuni par quelques filets au plexus solaire.

PLEXUS. — Entrelacement d'un certain nombre de rameaux nerveux.

PNEUMOGASTRIQUE (nerf). — Nerf de la dixième paire, qui se distribue aux poumons et à l'estomac.

PORTE (veine). — Arbre vasculaire dont les racines capillaires sont dans les intestins, la rate et le pancréas, et dont les rameaux sont dans le foie. Le tronc a de 10 à 14 centimètres de long.

PSOAS. — Ce nom désigne deux muscles : le grand et le petit psoas, qui sont appliqués sur la partie antérieure des vertèbres lombaires.

PYRIFORME (muscle). — En forme de poire.

RACHIS. — Synonyme de Colonne vertébrale.

RADIAL (nerf). — Il provient du plexus brachial (5e, 6e et 7e paires cervicales et première dorsale). Il anime le triceps, le long supinateur et le premier radial externe du bras, les muscles de la région externe et les muscles de la région postérieure de l'avant-bras et quelques muscles des doigts.

RECTUM. — Dernière portion du gros intestin ayant une direction presque droite.

RHOMBOÏDE. — Muscle du dos, qui s'étend entre le bord interne de l'omoplate et les apophyses épineuses des vertèbres dorsales. Il est recouvert par le muscle trapèze.

SACRUM. — Os situé à la partie postérieure du bassin, entre les deux os iliaques. Il est symétrique et triangulaire et fait suite à la colonne vertébrale.

SCALÈNES (muscles). — 1° L'*antérieur*, entre les 3e, 4e, 5e et 6e vertèbres cervicales et la 1re côte, élève et maintient celle-ci, pendant l'inspiration, pour permettre le mouvement d'ascension des autres côtes.

2° Le *moyen*, entre les vertèbres cervicales et la première côte; même action.

3° Le *postérieur*, entre les vertèbres cervicales et la seconde côte, même action et élévation de la deuxième côte.

SCIATIQUE (nerf). — Provient du plexus sacré dont il forme la branche terminale. Il alimente le muscle grand abducteur et les trois muscles de la région postérieure de la cuisse; les jumeaux, le plantaire grêle et le poplité; les muscles profonds de la région postérieure de la jambe, le muscle jambier antérieur, tous les muscles antérieurs de la jambe, le genou, le talon, etc.

SIGMOÏDE (anse). — C'est la partie du côlon qui s'étend entre le côlon descendant et le rectum.

SOUS-CLAVIÈRE (artère). — Artère située sous la clavicule.

SOUS-HYOÏDIEN. — Désigne ce qui est situé au-dessous de l'os hyoïde.

SPHINCTER. — Nom donné à certains muscles en forme d'anneau, qui servent à resserrer ou fermer les ouvertures ou conduits naturels.

SPLANCHNIQUE. — Qui a rapport aux viscères. Les nerfs splanchniques, grand et petit, désignent deux branches du nerf sympathique.

STERNO-CLÉIDO-MASTOIDIEN. — Muscle s'attachant d'une part au sternum et à la clavicule, de l'autre à l'apophyse mastoïde et à la ligne courbe occipitale supérieure. Il maintient le thorax élevé, incline la tête de son côté et l'étend légèrement.

STERNO-HYOÏDIEN. — Muscle ayant des attaches à l'os hyoïde, à la clavicule, au sternum et au premier cartilage costal. Il abaisse l'os hyoïde.

STYLO-MASTOÏDIEN (trou). — Ce trou est situé à la face inférieure du rocher, l'une des trois portions de l'os temporal, et donne passage au nerf facial.

SUS-HYOÏDIEN. — Désigne ce qui est situé au-dessus de l'os hyoïde.

SYMPHYSE. — On appelle ainsi l'union de deux os par un cartilage.

SYNCHONDROSE. — On appelle ainsi certaines articulations : symphyse sacro-iliaque, symphyse pubienne, etc.

TACHYCARDIE. — Accélération des battements du cœur.

THYROÏDE (glande). — Glande à sécrétion intense, située sur la partie antérieure et inférieure du larynx et sur les premiers anneaux de la trachée. Ses sécrétions exercent une influence considérable sur le développement de l'individu, sur la nutrition, les organes génitaux, les fonctions intellectuelles, la circulation du sang.

TRAGUS. — Petit tubercule situé sur le devant de l'oreille et en dehors du conduit auditif et sur lequel apparaissent des poils, à mesure qu'on avance en âge.

Trapèze. — Ce muscle, situé à la partie postéro-supérieure du dos, s'attache à l'omoplate, à la clavicule, à la septième vertèbre cervicale et aux dix premières dorsales, au ligament cervical postérieur, à l'os occipital.

Trijumeau (nerf). — Nerf de la 5e paire crânienne, ainsi appelé parce qu'il se divise en trois branches.

Trochanter (grand et petit). — On appelle ainsi deux tubérosités de l'extrémité supérieure du fémur.

Trophiques (nerfs). — Les vaso-moteurs considérés au point de vue qu'ils exercent sur la nutrition.

Uretère. — Canal membraneux cylindrique, d'une longueur d'environ 25 centimètres, qui porte l'urine du rein dans la vessie.

Vaso-moteurs (nerfs). — Ce sont des nerfs indépendants de ceux qui se distribuent aux muscles et qui déterminent la contraction (vaso-constricteurs) ou le relâchement (vaso-dilatateurs) des vaisseaux auxquels ils se rendent. Ils prennent leur origine soit dans la moelle épinière, soit dans le système du grand sympathique. Les vaso-dilatateurs exercent une action d'arrêt (modération, inhibition, relâchement) sur les nerfs vaso-constricteurs.

Vénosité. — Surabondance du sang dans les veines.

Vieussens (anneau de). — Relief musculaire qui limite la fosse ovale du cœur ou dépression que présente la cloison des oreillettes.

PLANCHES

PLANCHE N° I

RELACHEMENT DES MUSCLES DE L'ÉPINE DORSALE

Le patient est couché sur le ventre. Placez les paumes des mains à la hauteur de la première vertèbre dorsale, près des apophyses épineuses. Exercez une pression de bas en haut et légèrement de dedans en dehors, puis descendez les mains sur l'apophyse épineuse suivante et continuez ainsi tout le long de l'épine dorsale. Appuyez plus fortement sur les points où il y a de la contracture musculaire. Si le patient possède une forte musculature, placez les mains l'une sur l'autre et relâchez chaque côté de l'épine dorsale, l'un après l'autre.

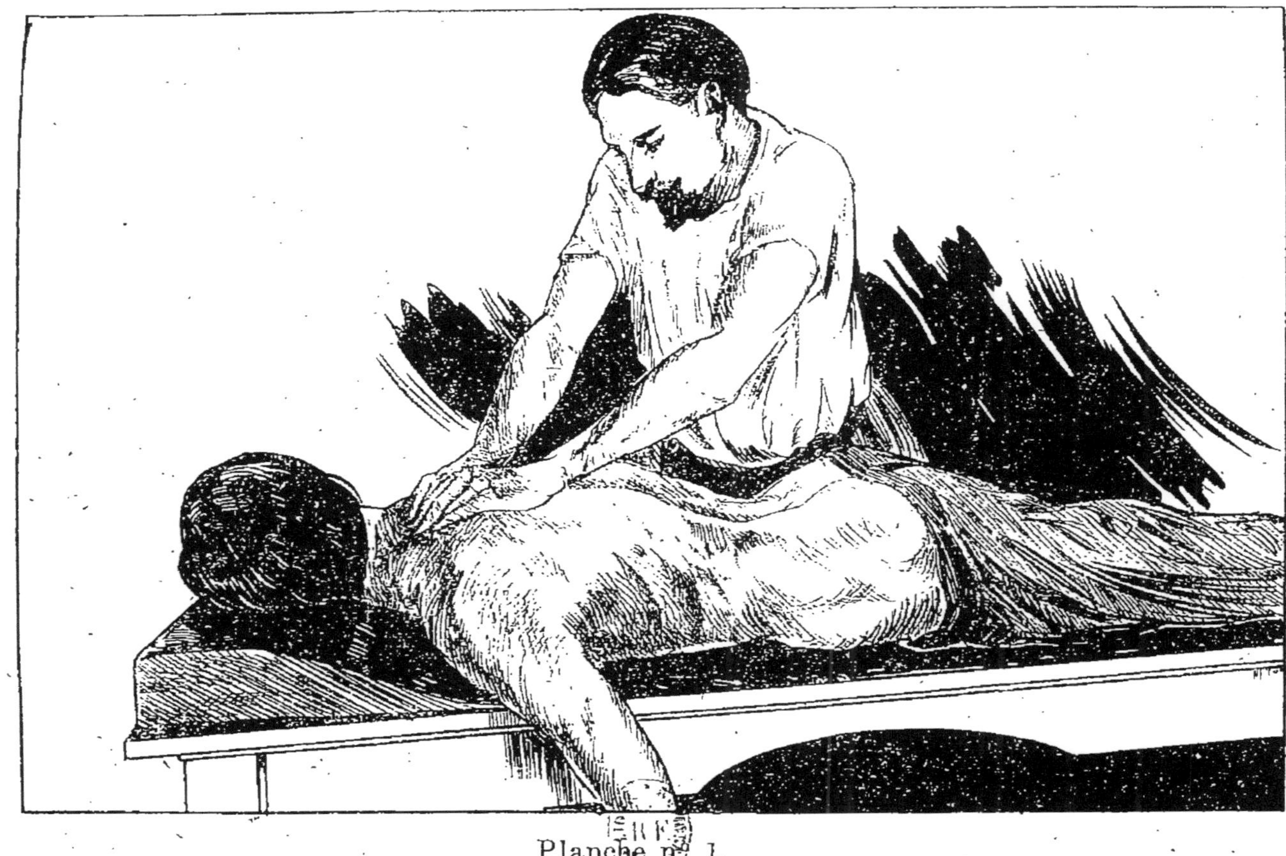

Planche n° 1.

PLANCHE N° 2

RELACHEMENT DES MUSCLES DU COU

Cette opération se fait ordinairement après le relâchement des muscles de l'épine dorsale. Le patient est couché sur le dos. Vous tenant debout à l'un de ses côtés, placez une main sur son front et l'autre sur les muscles du cou. Tout en pressant fermement sur les muscles, courbez légèrement la tête et tournez-la vers vous; renversez la tête en arrière, courbez-la de nouveau et tournez-la du côté opposé. Ce procédé doit être appliqué successivement à chacune des vertèbres cervicales. Placez-vous ensuite derrière la tête du patient, appliquez la main à plat de chaque côté sur les apophyses transverses des vertèbres cervicales, et penchez le cou d'un côté et de l'autre. Faites cela pour chaque vertèbre cervicale, en commençant à la septième. Les manœuvres que nous venons d'indiquer viennent à bout de tous les troubles musculaires qui peuvent se produire dans la région cervicale.

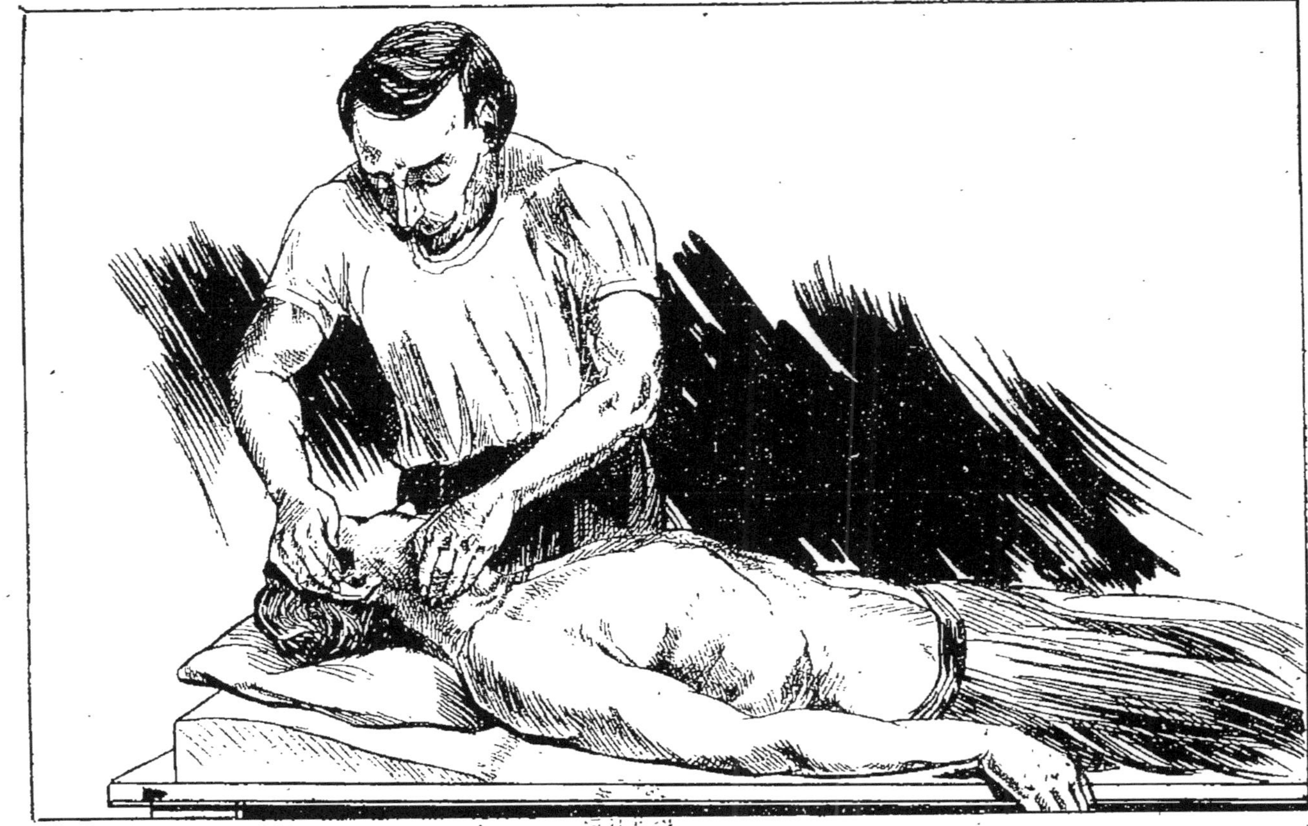

Planche n° 2.

PLANCHE N° 3

RELACHEMENT DES MUSCLES DE LA RÉGION DORSALE SUPÉRIEURE ET ÉLÉVATION DES CÔTES

Le patient est étendu sur le dos. Vous tenant debout à la hauteur de sa tête, prenez-lui le bras avec celle de vos mains qui est située du même côté et placez l'autre, la paume dirigée en haut, sous l'épaule, le bout des doigts à plat sur l'angle de la côte. Pendant que le patient fait une profonde inspiration, portez-lui le bras en haut et en arrière. Quand la tension qui se produit sur la côte atteint son maximum, le patient doit commencer l'expiration et vous devez lui ramener le bras le long du corps. La main placée sous la côte exerce une pression continue jusqu'à ce que le bras ait repris sa position naturelle. Ce procédé s'applique à toutes les côtes, depuis la troisième jusqu'à la huitième inclusivement; la septième et la huitième peuvent être actionnées par leurs attaches sternales. Ce traitement pourra être pratiqué, avec grand avantage, par deux opérateurs agissant simultanément comme, par exemple, l'opérateur habituel et un ostéopathe auxiliaire.

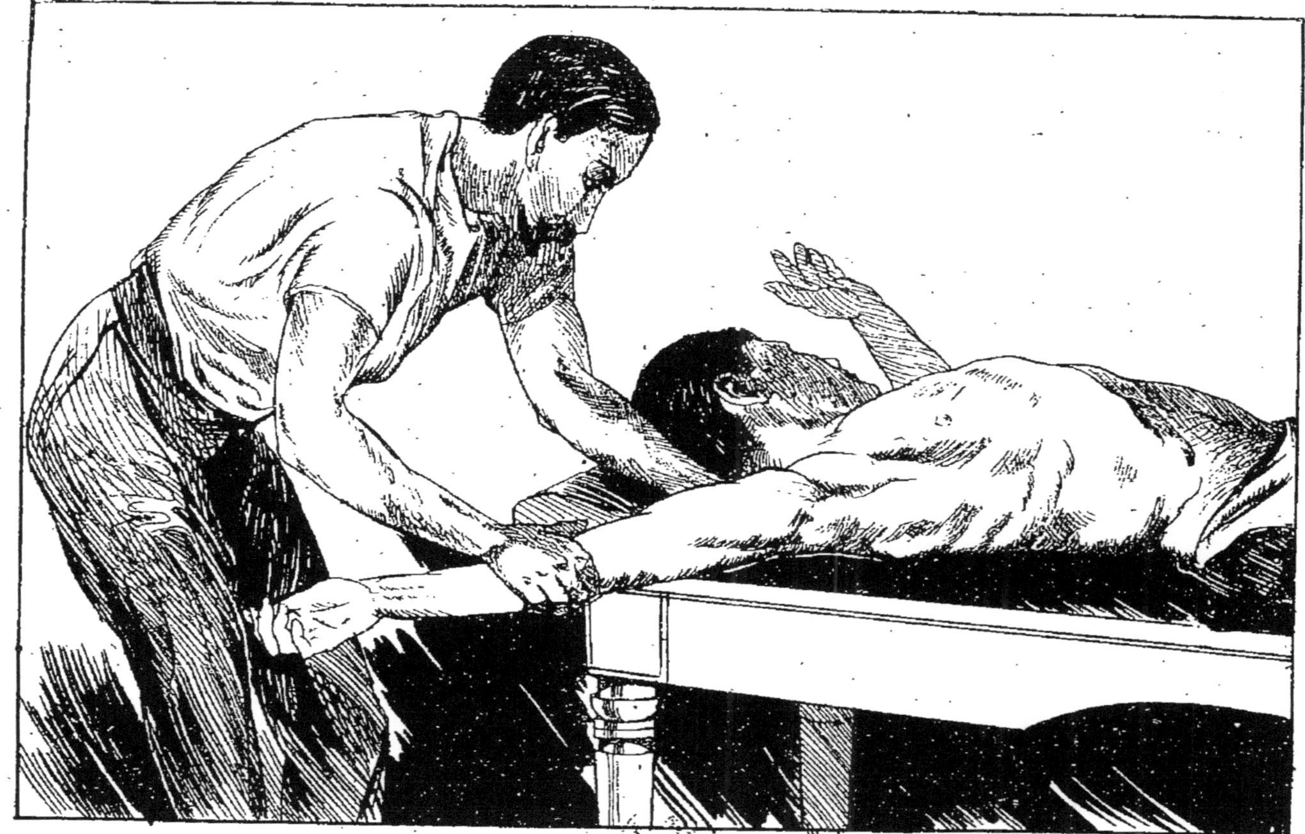

Planche n° 3.

PLANCHE N° 4

EXTENSION DE L'ÉPINE DORSALE

Le patient est couché sur le dos. Passez vos bras par-dessus les siens comme le montre la gravure; faites tenir fermement les chevilles du sujet par un ostéopathe auxiliaire ou assujettissez-les-lui de toute autre façon. Saisissez les côtes aux angles et tirez dessus. Imprimez au corps une légère rotation et un balancement d'un côté et d'autre. Cette méthode est excellente dans le traitement des contractures, des courbures et de la nervosité; il ne faut jamais oublier de l'employer.

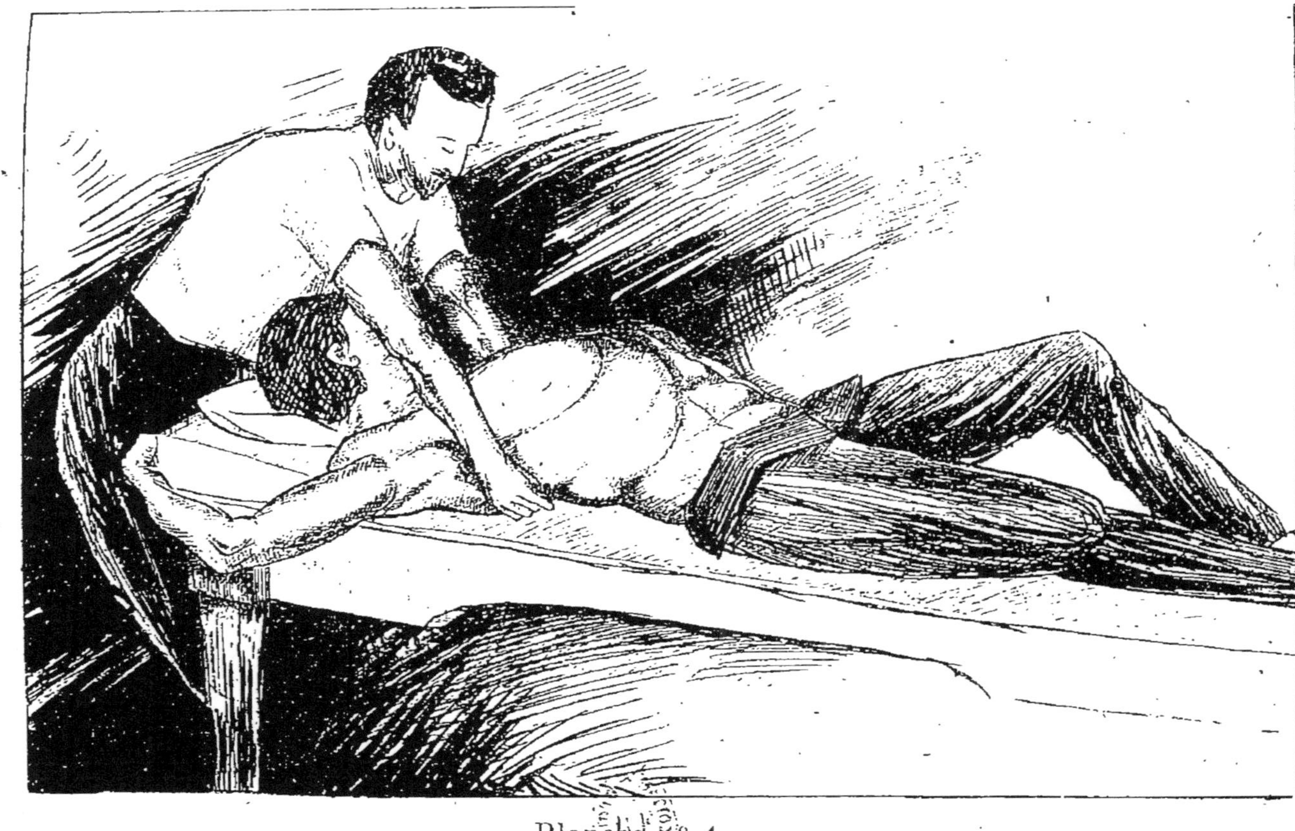

Planche n° 4.

PLANCHE N° 5

RELACHEMENT DES MUSCLES DE L'ÉPAULE

La planche 5 montre la première position du mouvement. Le coude du patient s'appuie sur un point fixe du corps de l'opérateur : les côtes ou l'os iliaque. Poussez avec votre corps sur le coude du patient et pressez avec les mains, et dans votre direction, l'omoplate de celui-ci. En imprimant au corps un mouvement dans le sens vertical, le rhomboïde et l'élévateur de l'angle de l'omoplate sont alternativement tendus et relâchés. Opérez la rotation de l'épaule et de l'omoplate, une main appuyant sur le bord interne de cet os.

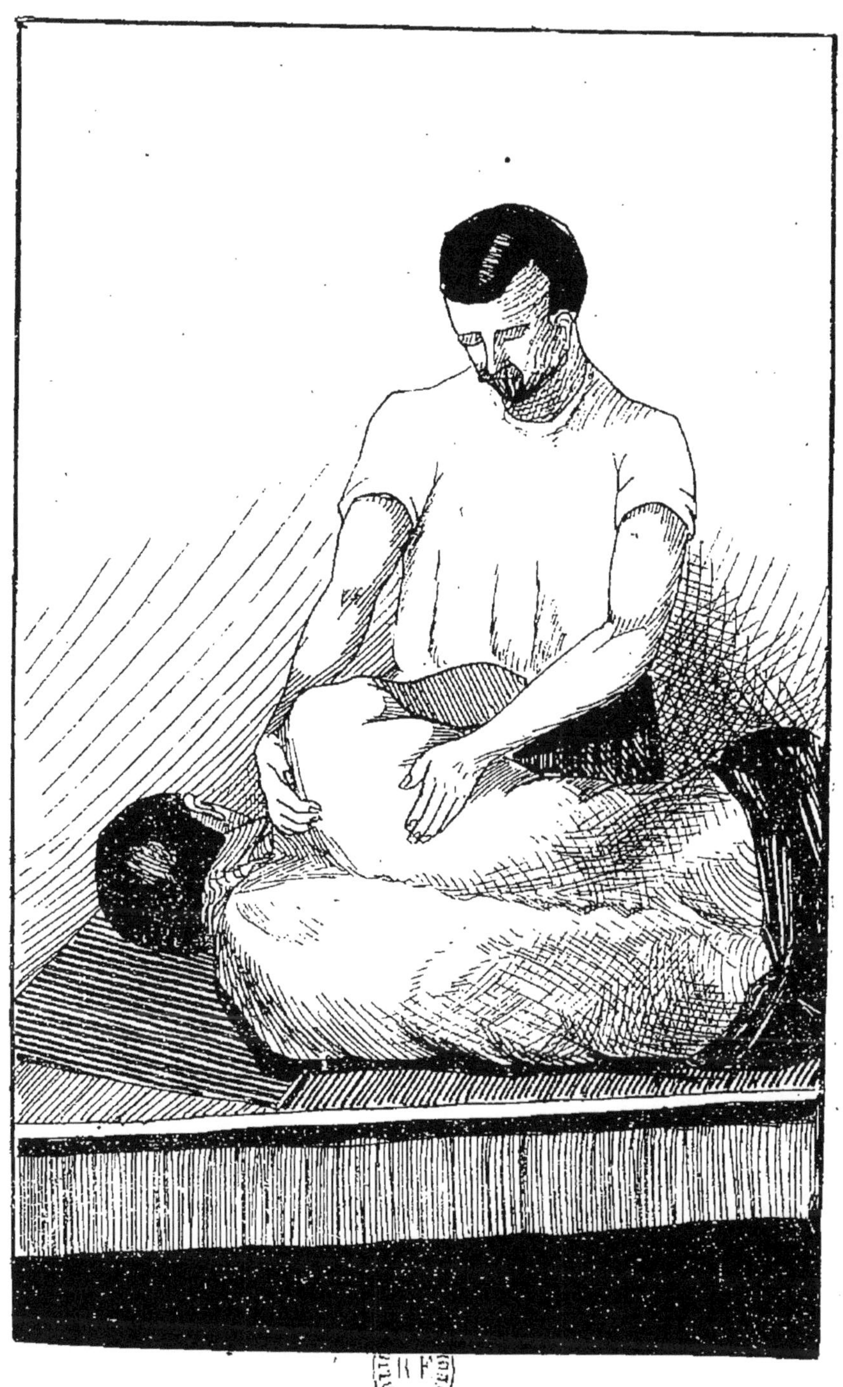

Planche n° 5.

PLANCHE N° 6

RÉDUCTION DES PREMIÈRE ET DEUXIÈME CÔTES

Les côtes sont généralement déplacées vers le haut. Relâchez d'abord complètement les tissus environnants. Puis tirez la tête de côté, ce qui élève la côte déplacée et en exagère la déviation. Placez le pouce sur la tête de la côte et un doigt sur le point moyen. Ramenez la tête à sa position normale, en pesant en même temps sur la côte. Ou bien, le patient étant assis, l'ostéopathe place une main sur la côte comme ci-dessus, saisit avec l'autre le bras du patient et se sert de celui-ci pour pousser sur l'épaule de haut en bas, tout en pesant sur la côte avec la première main.

Pour élever la première ou la deuxième côte, l'opérateur peut utiliser les scalènes, en pressant de bas en haut sur la tête et sur l'angle de la côte; ou bien il peut presser de bas en haut sur la tête et l'angle de la côte, en poussant en même temps de bas en haut sur la clavicule.

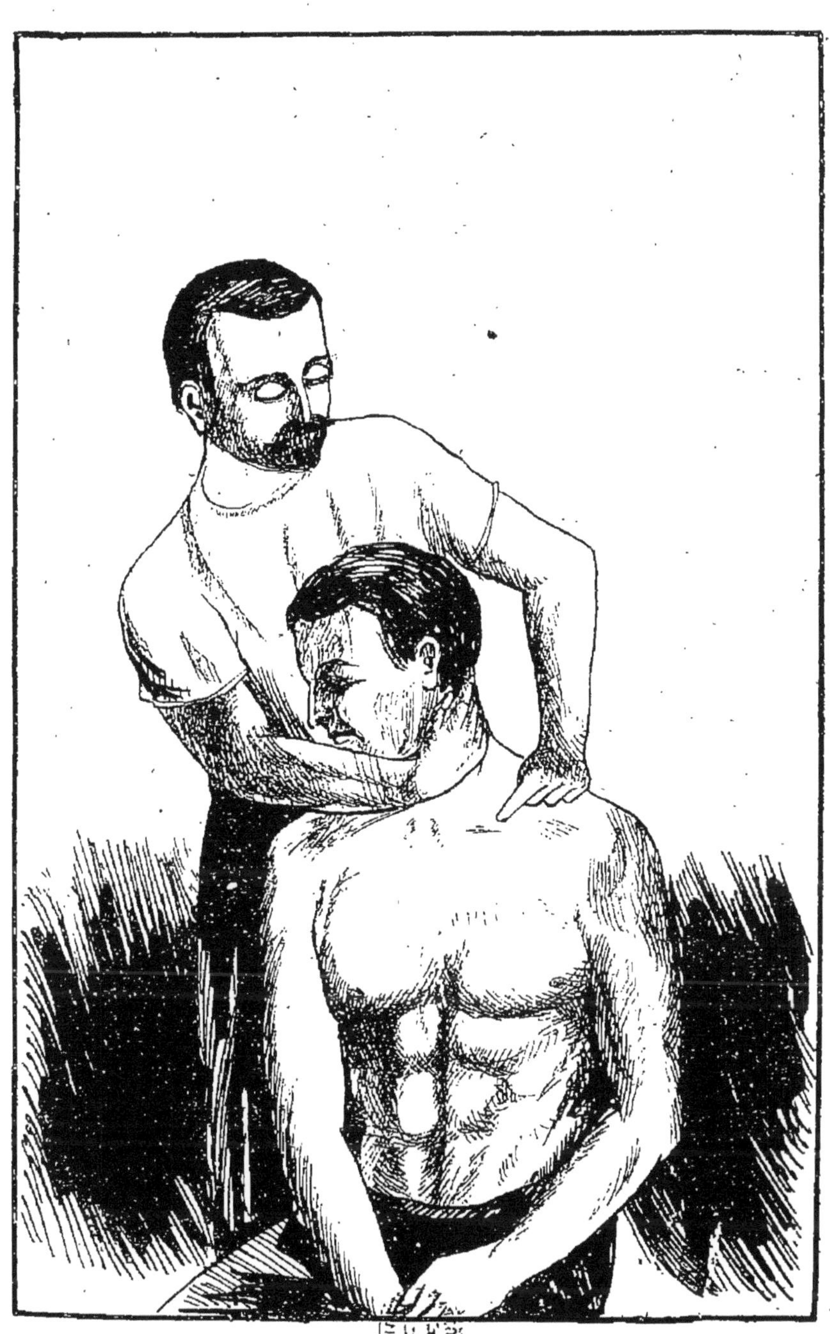

Planche n° 6.

PLANCHE N° 7

RELACHEMENT DE LA RÉGION LOMBAIRE

Le patient prend la position indiquée dans la planche 7. Placez la surface palmaire des doigts de chaque côté des apophyses épineuses, les articulations appuyant sur la table. Soulevez le patient par les doigts, la pression sur les reins s'exerçant de bas en haut et de dedans en dehors. Répétez ce mouvement plusieurs fois en chaque point de la région lombaire. Ce procédé constitue un excellent traitement des maladies des reins, du lumbago et des maladies des femmes.

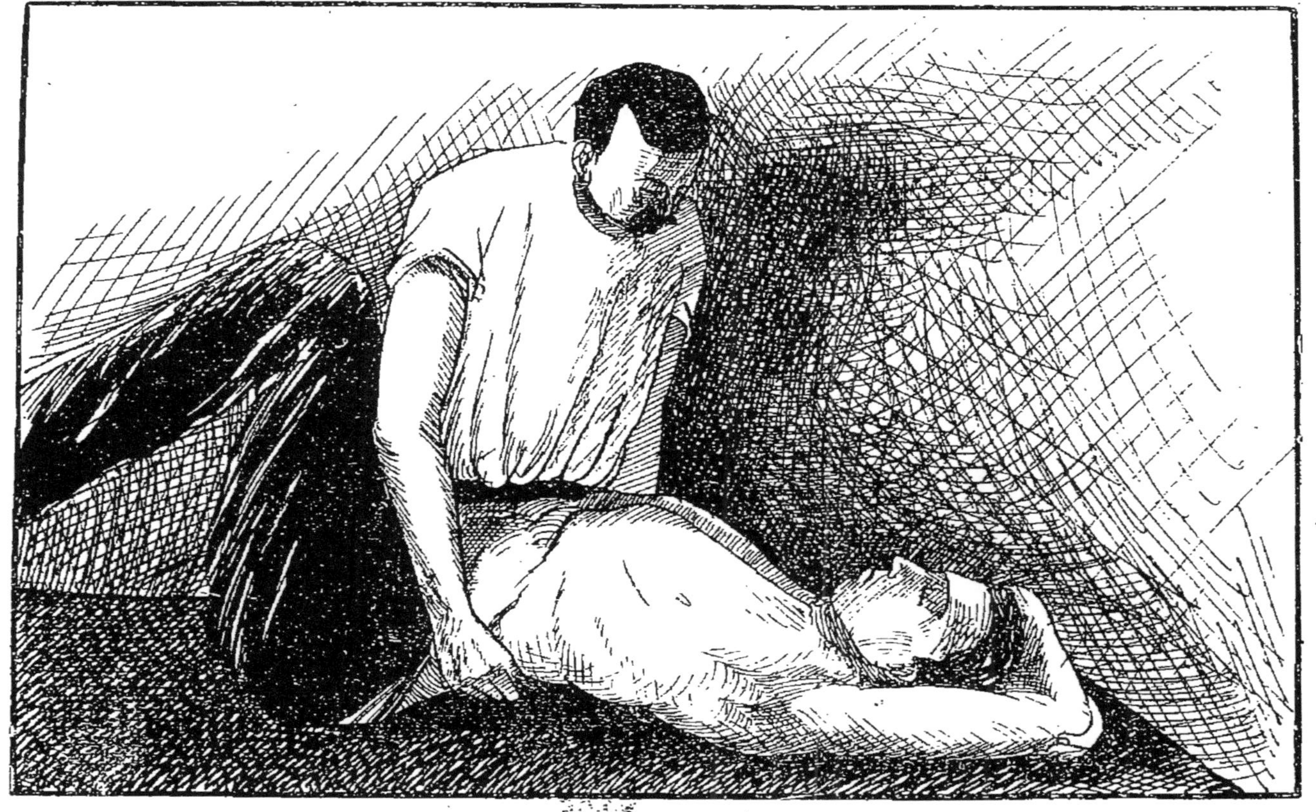

Planche n° 7.

PLANCHE N° 8

EXTENSION DU COU

D'une main, prenez la tête du patient, juste au-dessous de la protubérance occipitale, le pouce et les doigts allongés chacun de leur côté, vers l'apophyse mastoïde correspondante. Avec l'autre main, saisissez le menton. Exercez une ferme traction sur le cou, en le maintenant droit ou à peu près droit. Quelquefois, une légère oscillation est utile pour relâcher les tissus, mais il faut avoir soin de ne pas faire tourner le cou pendant que vous en opérez la traction. En poussant la tête en avant, on obtient l'extension des ligaments de la nuque et des ligaments sous-claviers, ce qui enlève la tension des nerfs du plexus cervical et du plexus brachial et la contraction des muscles de la région cervicale en général.

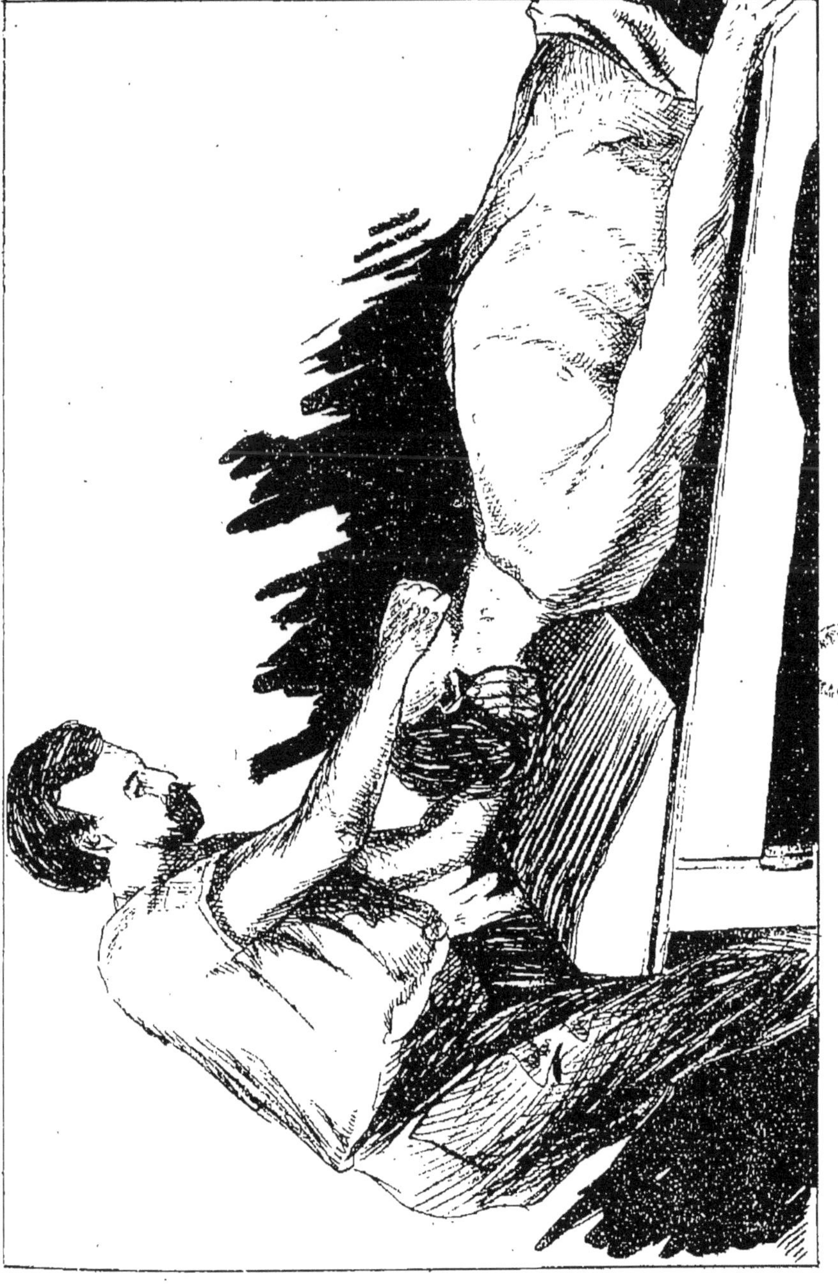

Planche n° 8.

PLANCHE N° 9

PROJECTION DE L'ÉPINE DORSALE EN AVANT — MOUVEMENT EN FORME DE HUIT — TRAITEMENT DE LA DIARRHÉE

Placez les doigts d'une main sur la vertèbre lombaire supérieure, de telle sorte que les apophyses épineuses se trouvent entre le troisième et le quatrième doigt. Passez le bras opposé sous les genoux du patient et soulevez-lui fortement les jambes, tandis que vous exercez une pression avec la main placée sur la région lombaire. Restez ainsi pendant environ quinze secondes. Ce procédé peut être appliqué aux trois ou quatre vertèbres lombaires supérieures. Pour augmenter l'efficacité de ce traitement, faites mouvoir les jambes du patient de façon à leur faire décrire un huit; portez-les vers vous, puis en haut, puis en bas et faites-leur exécuter le même mouvement de l'autre côté. Deux ou trois exercices de ce genre suffisent. Après cela, pressez fortement les régions dorsale inférieure et lombaire. Ce traitement guérit les flux, la diarrhée, la dysenterie, etc.

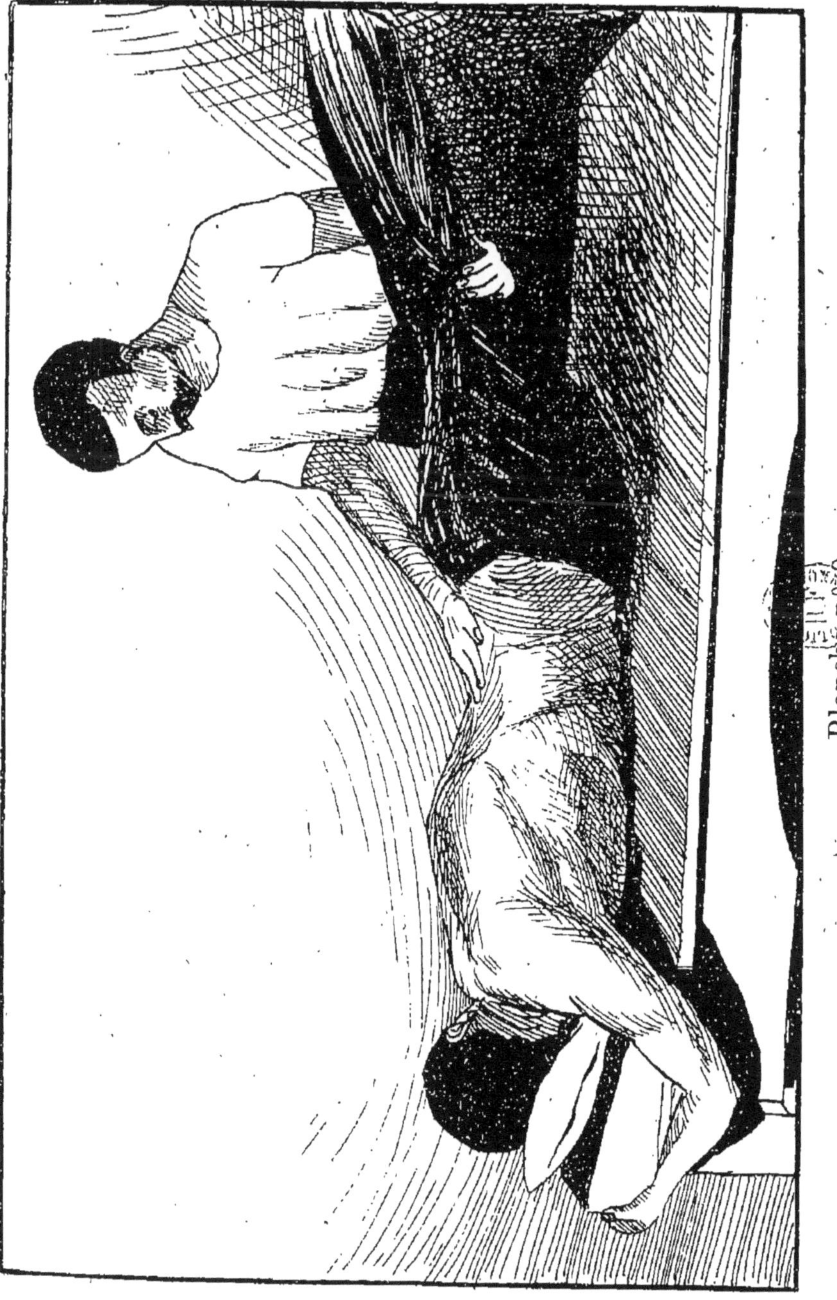

Planche n° 9.

PLANCHE N° 10

RÉDUCTION DE LA DÉVIATION POSTÉRIEURE D'UNE VERTÈBRE DORSALE INFÉRIEURE OU D'UNE VERTÈBRE LOMBAIRE SUPÉRIEURE

Après le relâchement général des muscles, le patient est couché sur le côté. Les jambes et les cuisses sont pliées comme l'indique la gravure. L'ostéopathe place une main sur la vertèbre déviée postérieurement et, avec l'autre, il saisit les jambes. Avec son propre corps, il pousse les cuisses du sujet sur l'abdomen, ce qui exagère la déviation; puis il presse fortement sur la vertèbre et relâche subitement les jambes du patient. Ce relâchement soudain et la pression exercée sur la vertèbre obligeront celle-ci à reprendre sa place normale. Si on prend la position indiquée par la figure et qu'on presse sur l'épine dorsale, en gardant contre soi les genoux du patient, on peut faire cesser les contractures profondes, existant dans cette région.

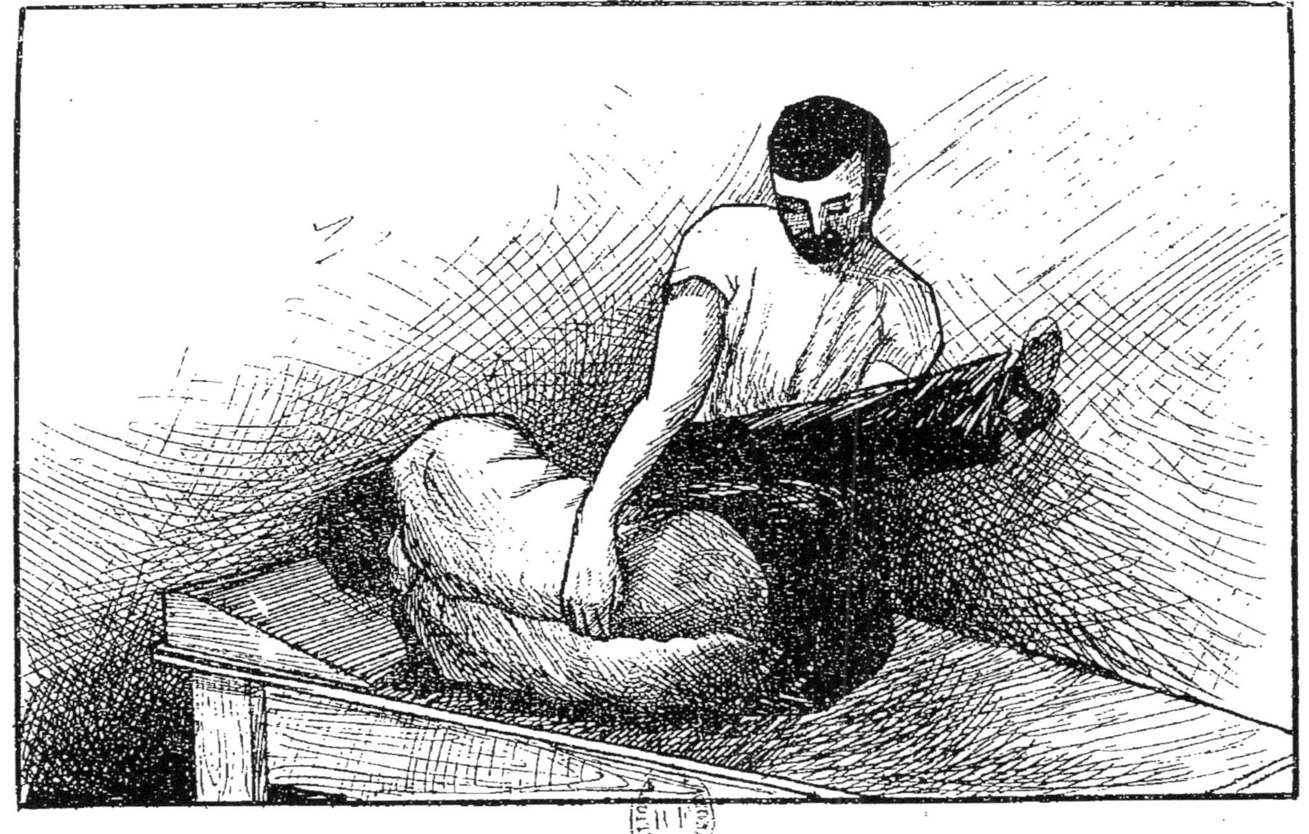

Planche n° 10.

PLANCHE N° 11

RÉDUCTION DE LA DÉVIATION LATÉRALE D'UNE VERTÈBRE DORSALE

Après avoir procédé au relâchement général et à l'extension de l'épine dorsale, faites asseoir le patient comme dans la figure. Placez les mains de chaque côté de la vertèbre déplacée et avec le genou maintenez le patient sur le tabouret. Soulevez-le et courbez la colonne vertébrale dans le sens opposé à la courbure. Cela exagère la déviation et relâche tous les tissus environnants. Rejetez alors le corps de l'autre côté et appuyez fortement sur la vertèbre, de façon à la forcer à reprendre sa place. En employant l'appareil à suspension par les épaules, ce traitement sera très efficace.

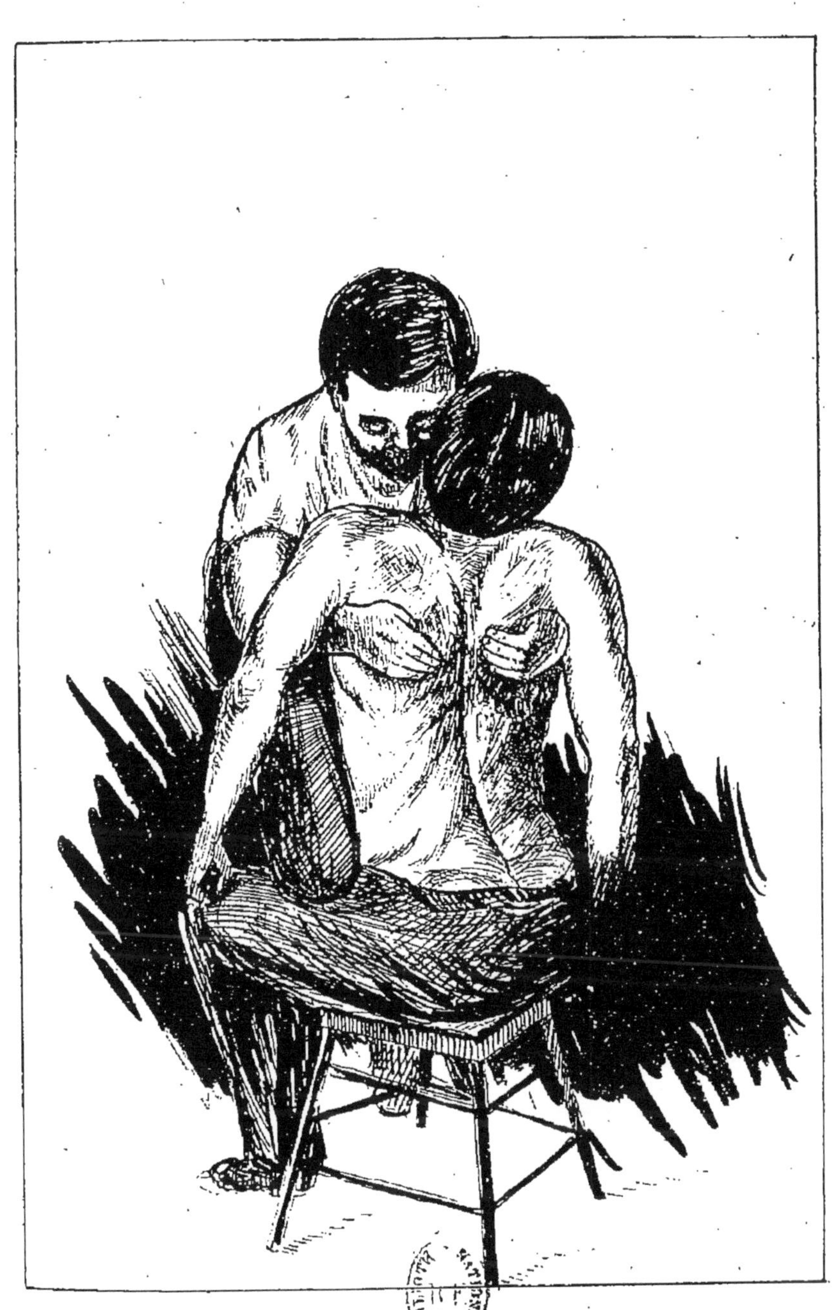

Planche n° 11.

PLANCHE N° 12

RÉDUCTION DE LA DÉVIATION ANTÉRIEURE D'UNE VERTÈBRE DORSALE

Le patient est assis sur un tabouret. Appliquez fortement votre genou contre la vertèbre située immédiatement au-dessous de celle qui est luxée. Posez vos mains sur les côtes correspondant à cette dernière vertèbre et attirez-les en arrière pour faire glisser la vertèbre à sa place. Pendant cette manœuvre, le malade doit conserver les poumons pleins d'air. Vous pouvez aussi procéder de la façon suivante : le patient étant couché sur le dos, ployez-lui le corps en avant sur l'épine dorsale, et faites effort sur la colonne vertébrale, en vous servant comme point d'appui de la vertèbre située au-dessus de celle qui est déviée. Ce procédé est très efficace, mais il faut l'appliquer avec précaution.

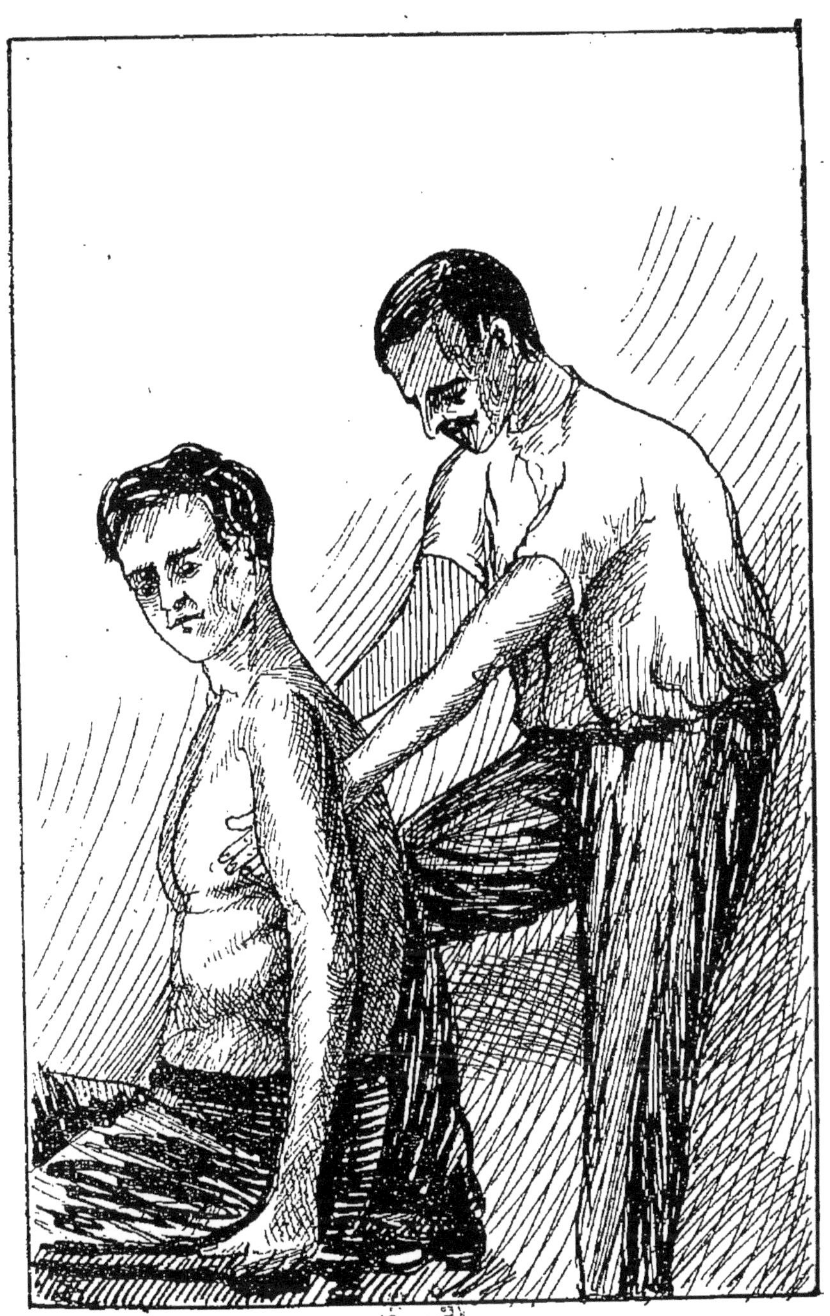

Planche n° 12.

PLANCHE N° 13

RÉDUCTION D'UNE CÔTE LUXÉE

Le procédé suivant s'applique au cas où la côte est déplacée vers le bas. Le patient est assis sur un tabouret. Tenez-vous derrière lui, et placez votre genou sous la tête et sous l'angle de la côte déplacée. Soutenez la côte antérieurement, comme le montre la gravure. Pendant que vous élevez le bras du patient, celui-ci doit faire une profonde inspiration et retenir son souffle. Avec la main, remettez la côte en place de bas en haut, en maintenant fermement la pression du genou sur l'angle de celle-ci. Ramenez le bras en arrière, en bas et enfin à sa position naturelle, pendant que le malade expire lentement, et profondément.

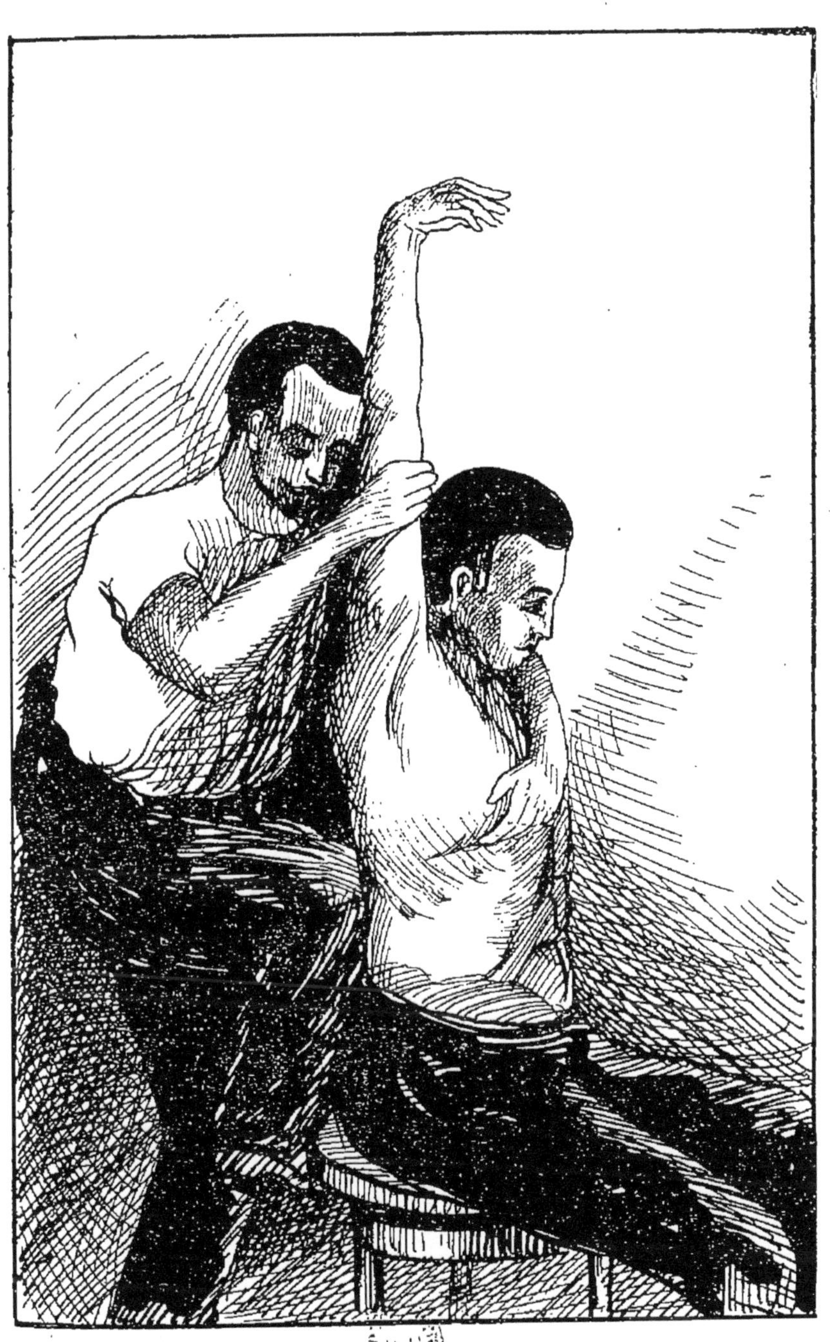

Planche n° 13.

PLANCHE N° 14

ÉLÉVATION DE LA CLAVICULE

Le patient est étendu comme l'indique la gravure, le bras le long du corps. Placez le pouce au-dessous de la clavicule, vers le milieu. Ensuite, élevez le bras du patient, comme dans la planche, et ramenez-le en arrière, puis en bas. Ce mouvement doit être fait très lentement et peut être répété deux ou trois fois à chaque séance.

Planche n° 14.

PLANCHE N° 15

EXTENSION EN SENS OBLIQUE

Le patient est couché sur le côté. Placez une main sur la crête iliaque et l'autre sur l'omoplate, près de l'angle inférieur. Attirez l'os iliaque en avant et faites tourner en arrière la partie supérieure du tronc, en appuyant sur l'omoplate. Ceci élève les côtes, allonge le carré lombaire et enlève la tension de la région pervienne inférieure. Ensuite, faites le même mouvement en sens inverse : portez l'épaule en avant et l'os iliaque en arrière. Ce traitement est inappréciable dans tous les cas comportant des glissements dans les régions lombaire ou dorsale inférieure. Il soulage ou guérit le lumbago, les crampes dans le dos et les affections des reins.

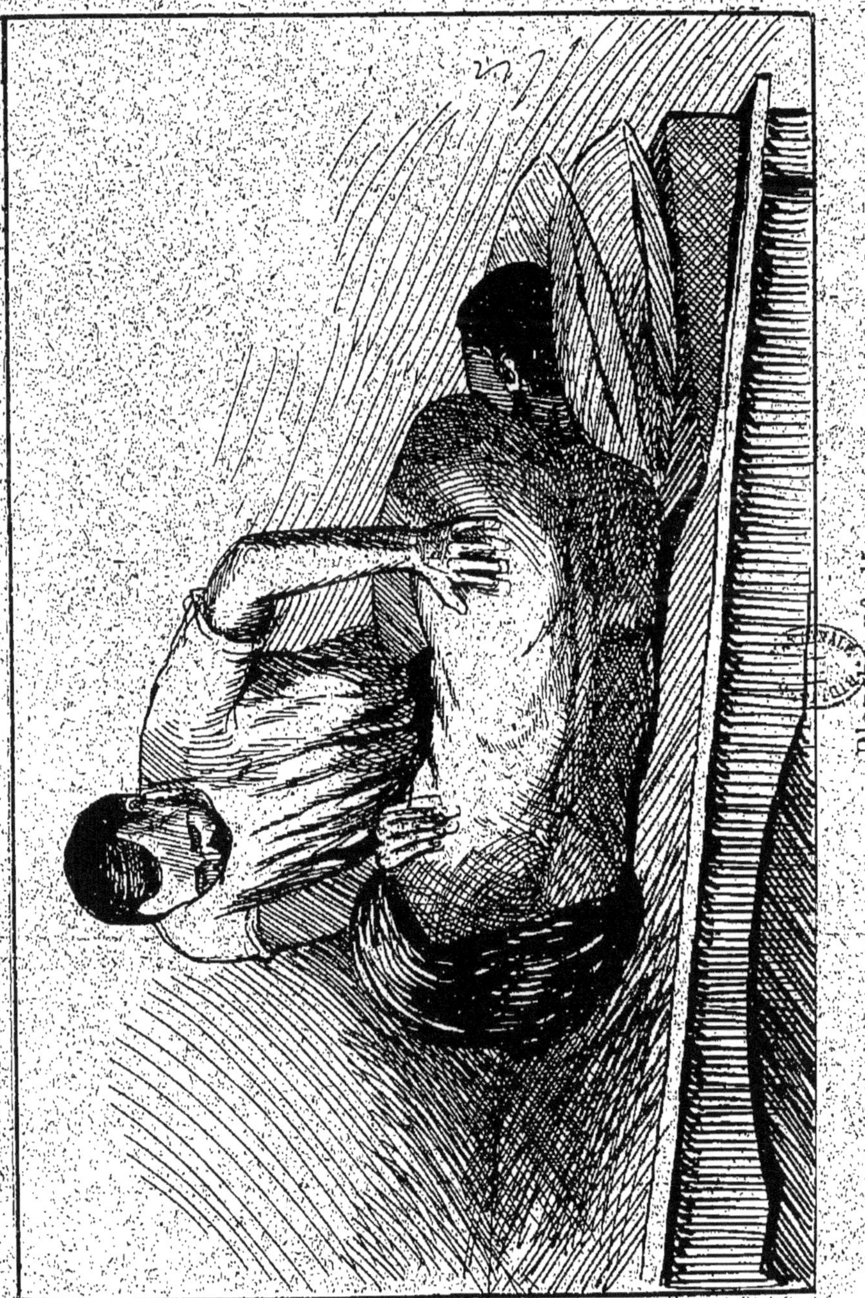

Planche n° 15.

PLANCHE N° 16

RÉDUCTION DE LA DÉVIATION POSTÉRIEURE D'UNE VERTÈBRE

Les muscles du dos doivent être complètement détendus. Le patient prend la position indiquée dans la gravure. Pressez fermement sur plusieurs points de l'épine dorsale, jusqu'à ce que tous les muscles du patient soient complètement relâchés. Placez alors les pouces sur les apophyses transverses de la vertèbre considérée et appuyez subitement sur elles. Ce procédé réduira la déviation en quelques séances. Quelquefois le cas nécessite un mois de traitement préparatoire. En plaçant une main sur la vertèbre et en balançant avec l'autre main la tête et la poitrine d'un côté et d'autre, vous obtiendrez le résultat désiré.

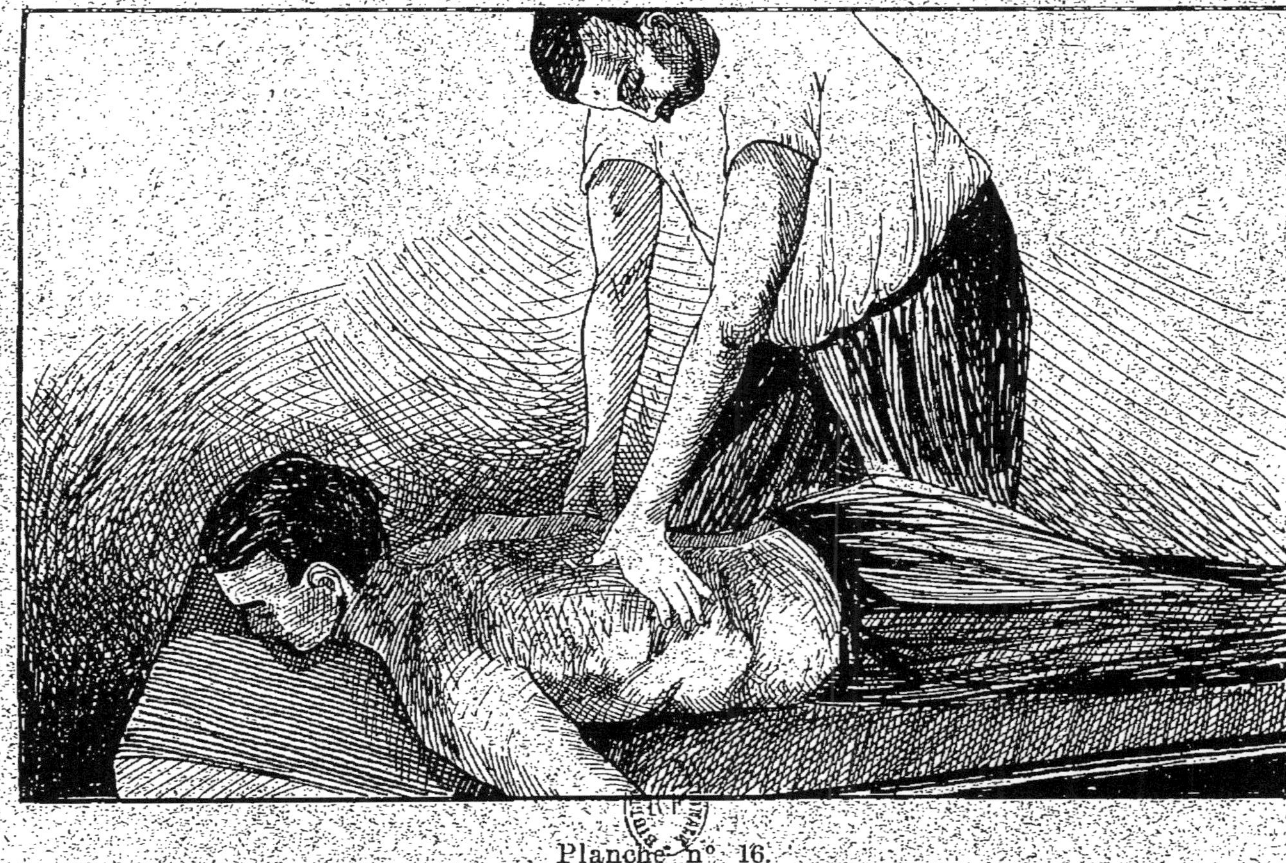

Planche n° 16.

PLANCHE N° 17

RELACHEMENT DES MUSCLES DE L'ÉPAULE

Le patient est couché sur le côté, le visage tourné vers l'ostéopathe. Avec une main, balancez le bras de bas en haut, pour détendre les muscles qui s'attachent postérieurement à l'omoplate. Ensuite pressez sur les muscles situés entre le bord interne de l'omoplate et l'épine dorsale, tout en faisant mouvoir le bras. Si vous placez le pouce contre une côte déprimée, vous pouvez la remettre en place de cette manière.

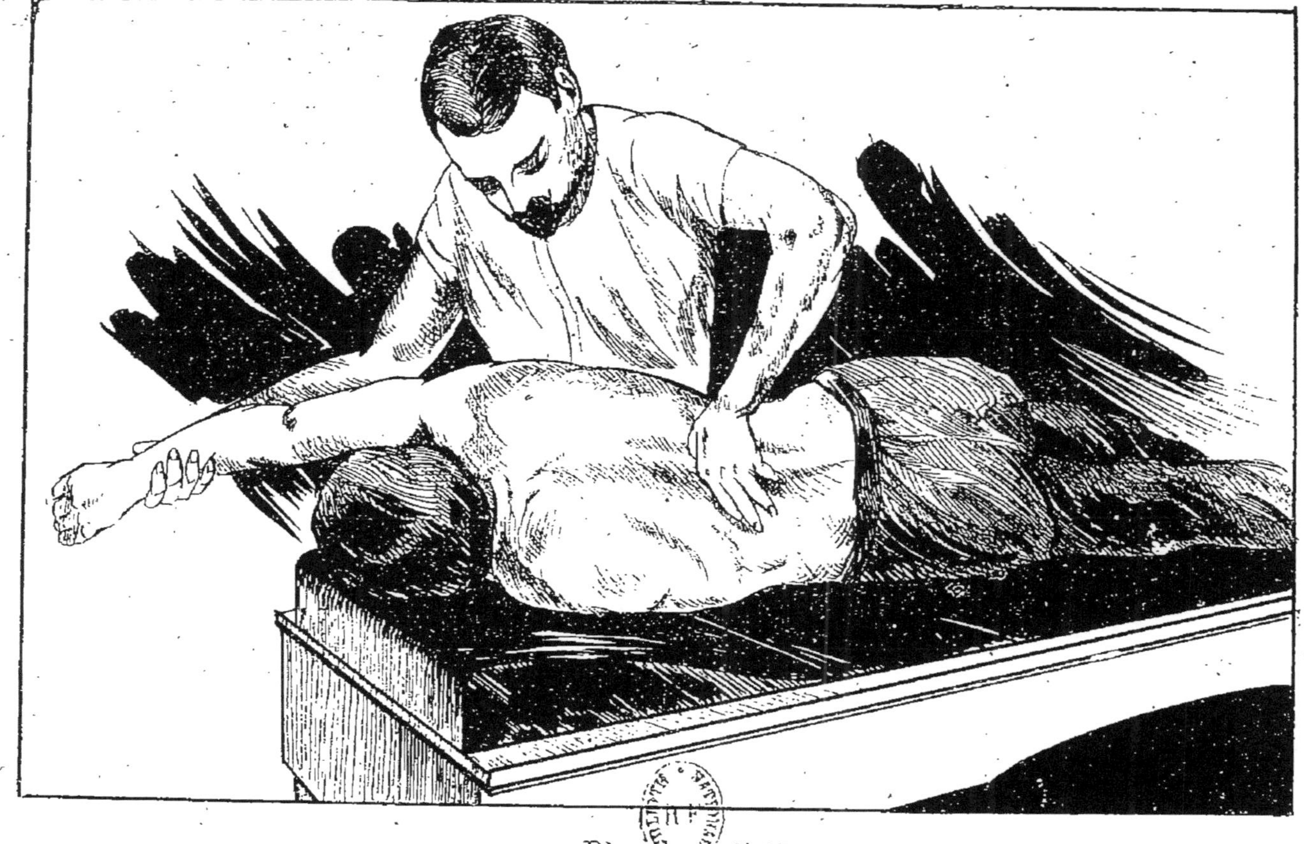

Planche n° 17.

PLANCHE N° 18

RÉDUCTION DE LA ONZIÈME OU DE LA DOUZIÈME COTE.

La gravure montre la position. Les jambes du patient doivent être fléchies de façon à relâcher complètement la paroi abdominale. Le carré lombaire doit être libre de toute contraction. Placez une main sur la côte, près de sa tête, l'autre main, près de l'extrémité libre, et rapprochez les extrémités pendant que le patient prend une profonde inspiration. Ensuite ramenez la côte à sa position normale et abandonnez-la pendant que le sujet exhale. Souvent la côte se trouve déplacée de bas en haut et passe sous la côte située au-dessus d'elle. Quelquefois des adhérences se sont formées dont la rupture produit une douleur intense.

La luxation des côtes est une cause fréquente de points de côté, de douleurs dans l'utérus et les ovaires. Voyez s'il n'en existe pas dans les cas d'appendicite, typhlite, colite et autres troubles similaires.

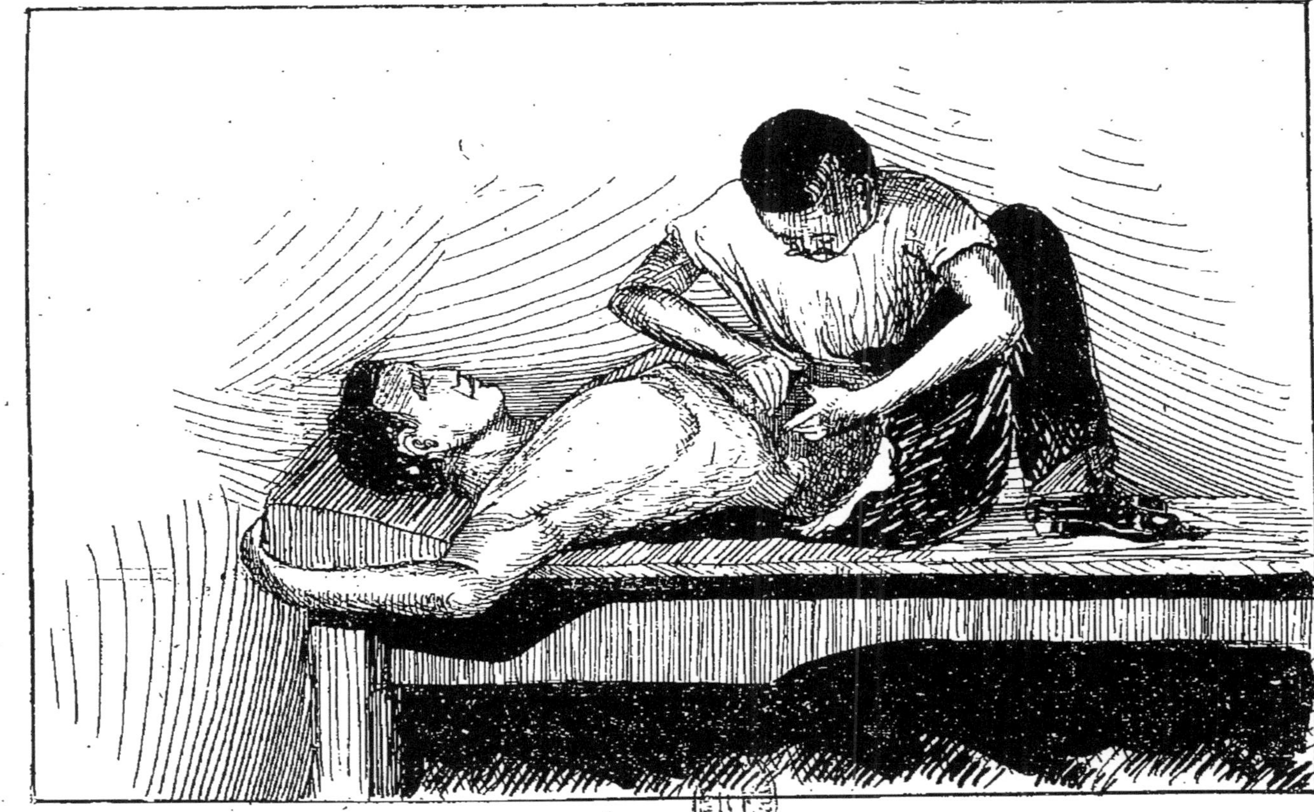

Planche n° 18.

PLANCHE N° 19

TRAITEMENT DU FOIE

Le patient est couché sur le côté gauche, les jambes fléchies. Avec une main, pressez fermement sur les côtes de la septième à la neuvième inclusivement, et placez l'autre main juste au bord du cartilage de ces côtes. Que le patient fasse une bonne inspiration suivie d'une expiration énergique. Au moment où le souffle s'exhale, pressez profondément sous ces côtes. Cela excite le péristaltisme des canaux du foie et fait évacuer la bile. Maintenant, ayant les mains placées comme dans la gravure, pressez fermement le foie, avec la main droite, et faites-le vibrer en frappant contre les côtes, avec la main gauche. Ce procédé provoquera une circulation rapide du sang dans le foie et augmentera l'activité de ce dernier. Les traitements ci-dessus peuvent aussi être appliqués quand le patient est étendu sur le dos. Continuez l'opération par un massage descendant du conduit cholédoque, depuis la neuvième côte jusqu'à environ 3 à 4 centimètres au-dessus de l'ombilic. Traitez le foie dans toutes les affections de l'intestin, dans les hémorroïdes, la malaria, le rhumatisme, les maux de tête, l'indigestion, la névrite et dans la plupart des maladies aiguës.

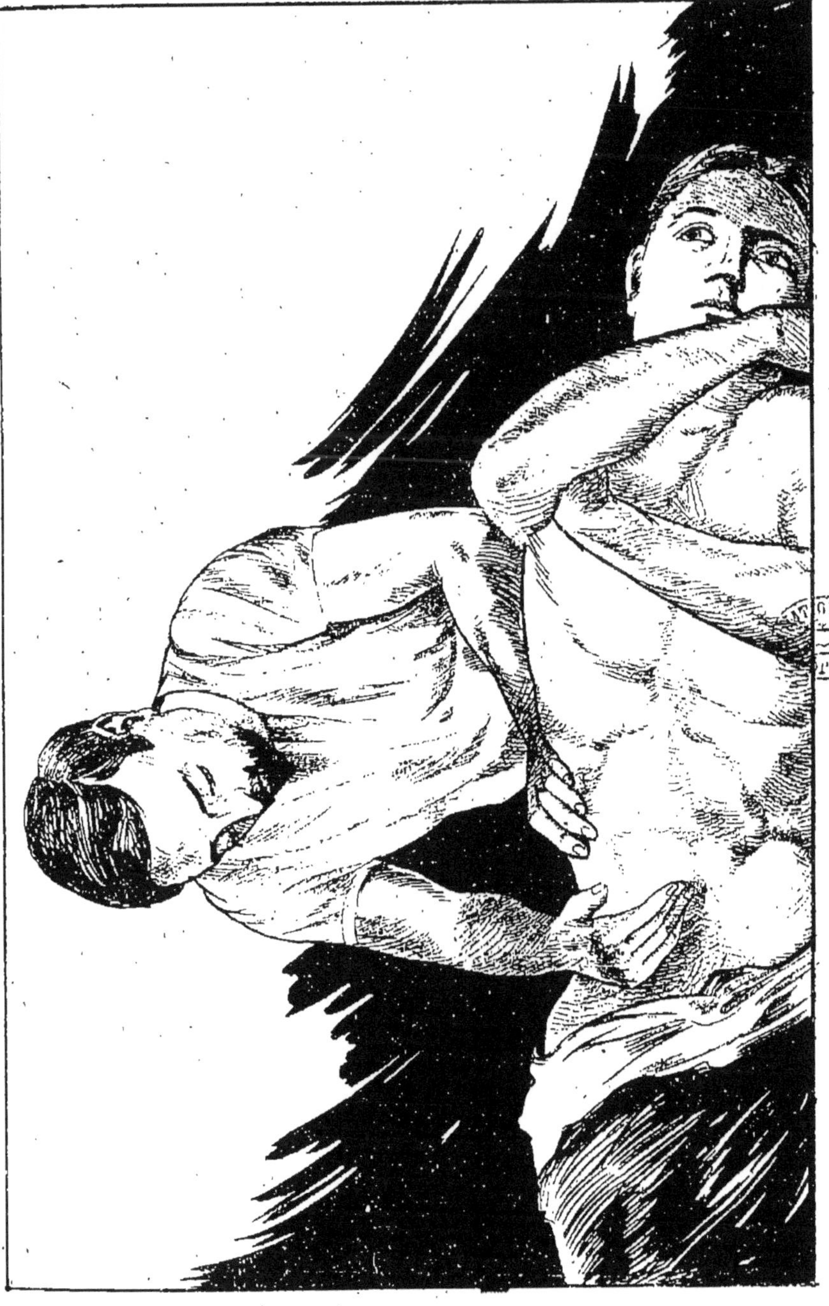

Planche n° 19.

PLANCHE N° 20

EXTENSION DU NERF SCIATIQUE

Le patient est couché sur le dos, la jambe fléchie sur la cuisse et la cuisse sur l'abdomen. Fléchissez la jambe sur la cuisse et laissez la cuisse fléchie. Ce traitement est nécessaire, en cas de douleurs sciatiques ou de névrite de ce nerf. Il faut prendre des précautions parce que le traitement peut être tout à fait douloureux. Commencez d'abord par un relâchement complet des tissus environnant l'échancrure sacro-sciatique et par une forte rotation interne de la cuisse, relâchez les muscles pyriforme et jumeaux.

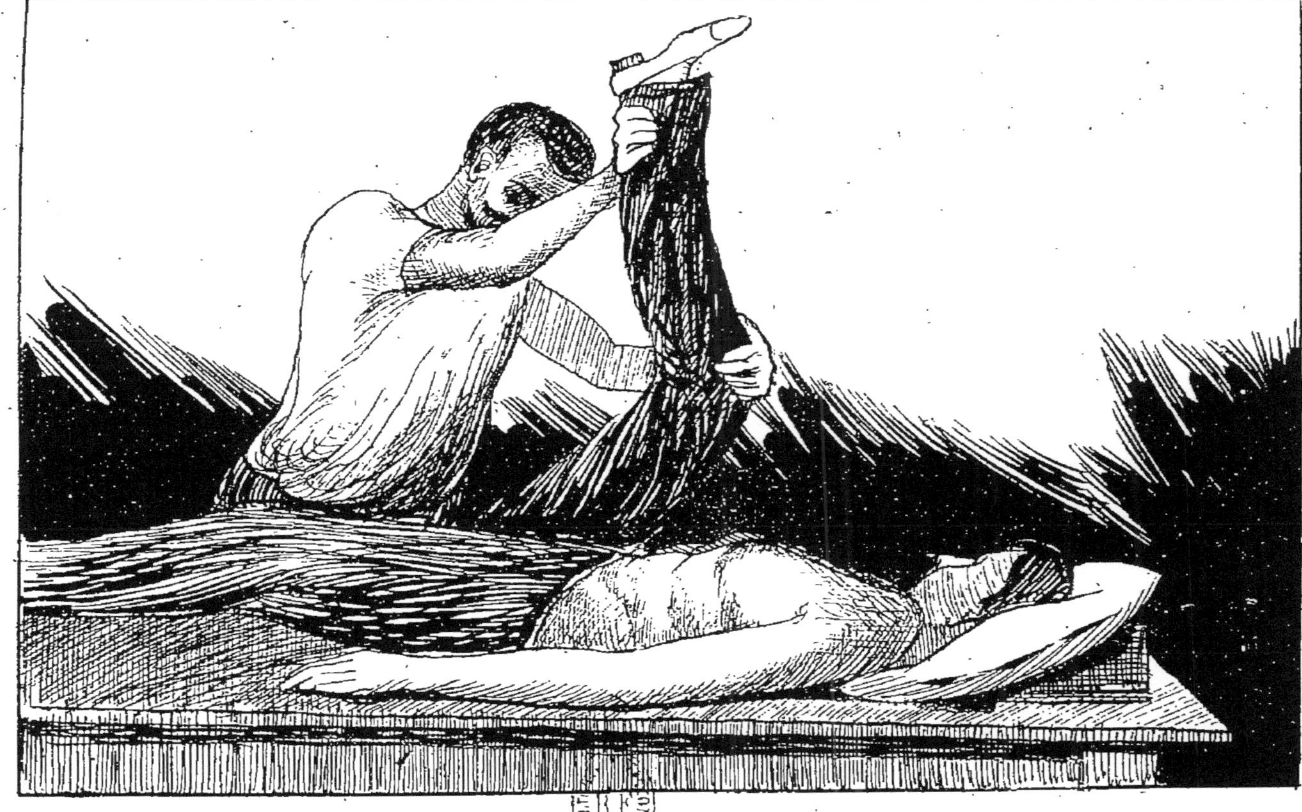

Planche n° 20.

PLANCHE N° 21

TRAITEMENT DU NERF TRIJUMEAU

La gravure indique cinq points sur lesquels on peut appliquer une pression sur le cinquième nerf. Ils sont situés : au trou ovale, au-dessous de l'os malaire, juste devant le tragus de l'oreille et légèrement au-dessus, au canthus intérieur de l'œil et au trou sus-orbitaire. Une légère manipulation autour de ces points sera efficace, pour calmer un mal de tête nerveux, la névralgie et les troubles similaires. Ces points sont très importants, dans les cas de catarrhe chronique, de coryza, etc., etc.

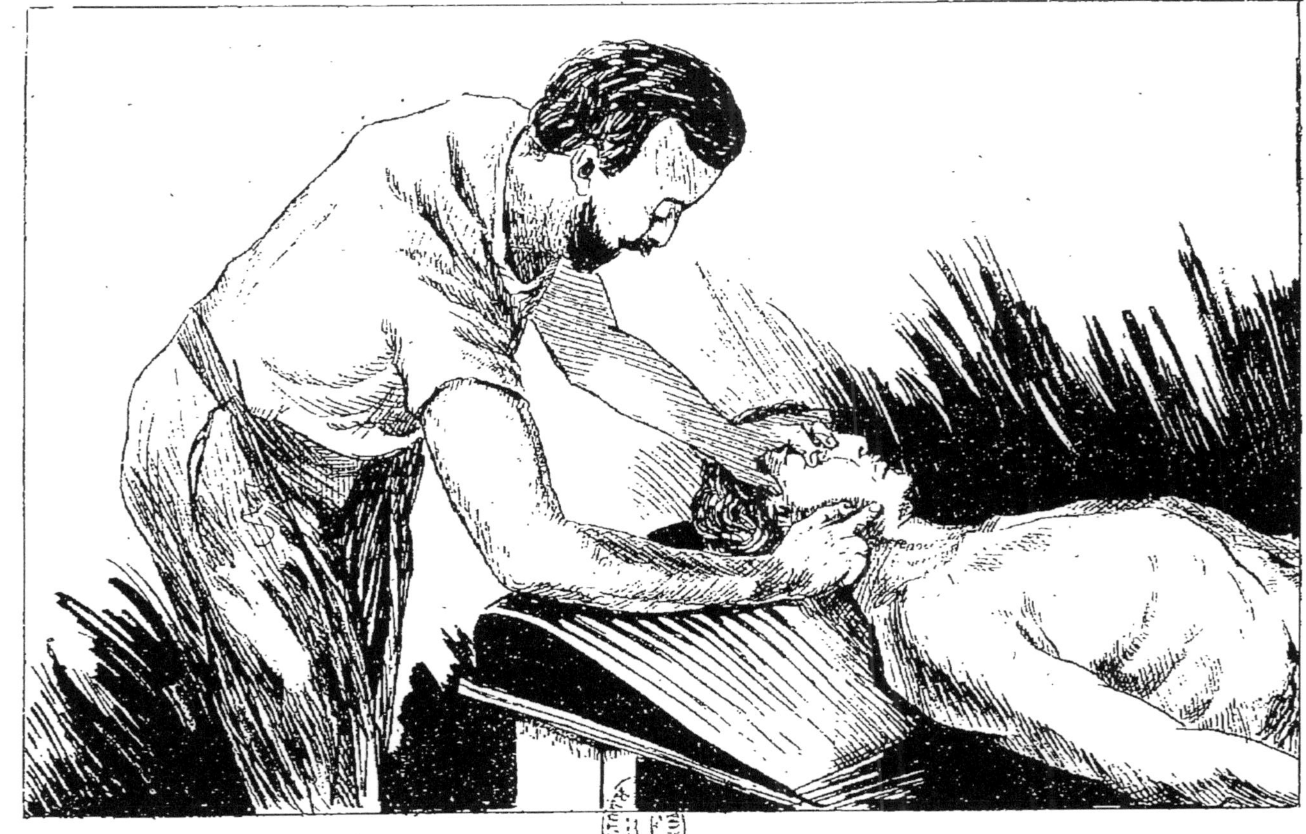

Planche n° 21.

PLANCHE N° 22

TRAITEMENT DES NERFS CRANIENS (9e, 10e, 11e paire).

Ces trois nerfs font leur sortie par l'orifice jugulaire et sont en relation étroite avec l'artère carotide et la veine jugulaire. Le neuvième nerf est de première importance dans les affections des amygdales, du pharynx, de la trompe d'Eustache et de l'oreille moyenne. Le dixième nerf est à la fois sensitif et moteur du larynx; il est vaso-moteur des poumons, de l'estomac et des intestins et aussi du nerf de relâchement du cœur. Le septième nerf peut être atteint au-dessous du lobule de l'oreille, là où il se divise, juste avant d'atteindre la branche maxillaire. Les muscles suivants peuvent être atteints et relâchés en ce même point : le sterno-mastoïdien, le scalène, e stylo-hyoïdien, le digastrique, l'angulaire de l'omoplate, le splénius et le trachéo-mastoïdien. Vous vous apercevrez de l'importance qu'il y a à relâcher complètement et à ramener à l'état normal toute cette région, dans toutes les affections de la tête et de la gorge. Là se trouvent tous les vaso-moteurs ainsi que les nerfs moteurs et sensitifs du larynx et de la gorge.

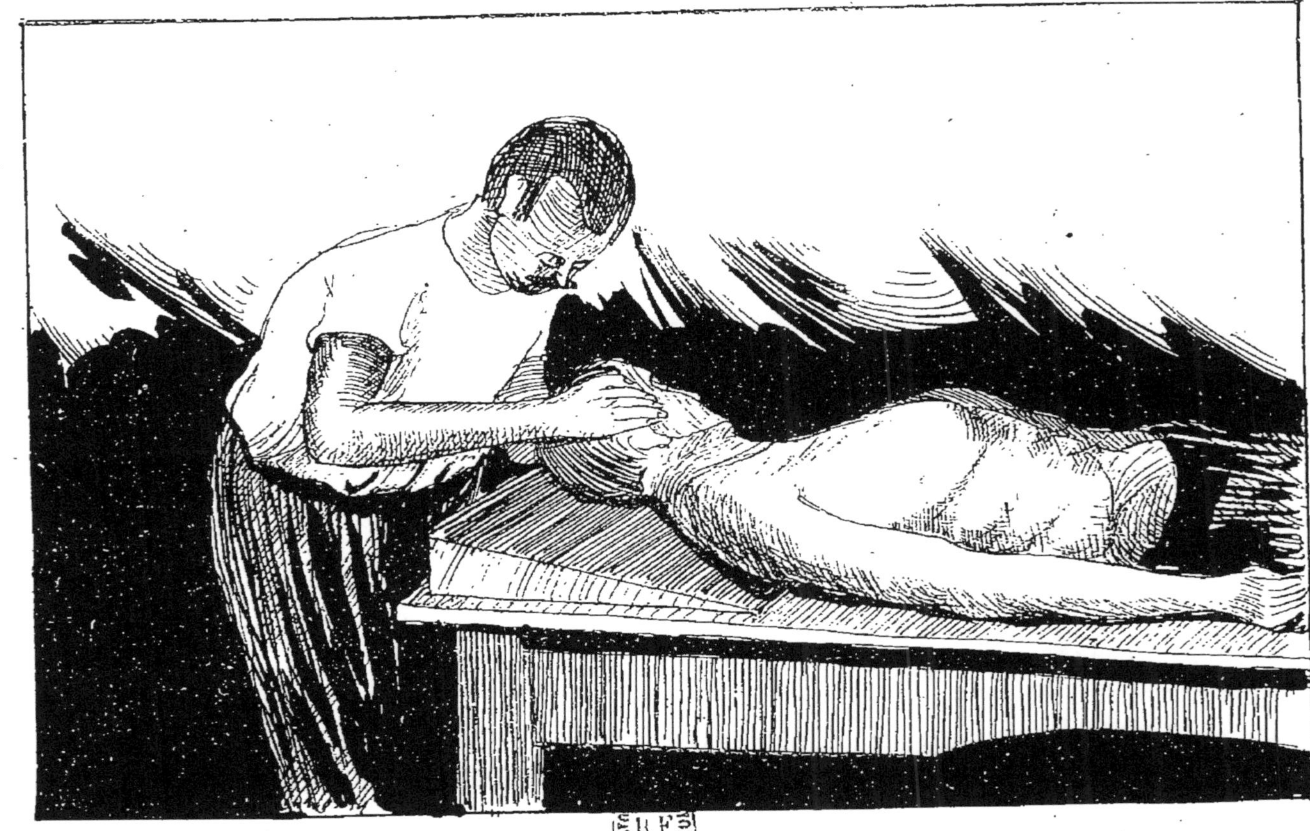

Planche n° 22.

PLANCHE N° 23

TRAITEMENT POUR STIMULER L'ACTION DU FOIE

La gravure montre la position des mains. Le patient inspire profondément; au moment où il expire, pressez de haut en bas au-dessous de la ligne du cartilage du côté droit, pour exciter les fibres musculaires et les canaux hépathiques et favoriser l'évacuation de la bile. Cette position est aussi employée dans le traitement des troubles de l'estomac et de l'intestin, pour agir sur le plexus solaire, situé entre l'ombilic et l'appendice sternal, beaucoup plus près du premier. Une pression ferme et profonde en ce point abaissera la pression sanguine, amènera un flux de sang au mésentère, favorisera la digestion et enlèvera quelquefois la migraine, alors que d'autres traitements auront échoué.

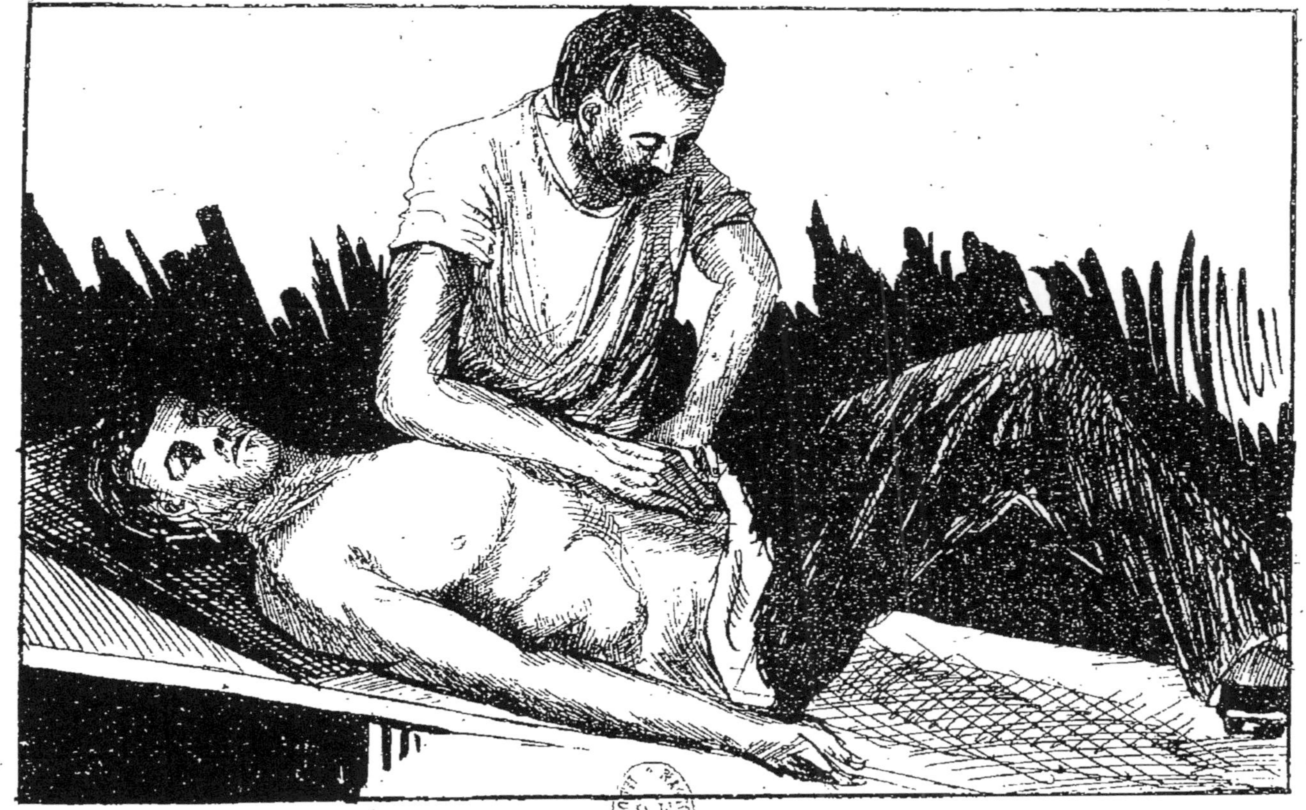

Planche n° 23.

PLANCHE N° 24

RÉDUCTION DE LA DÉVIATION LATÉRALE D'UNE VERTÈBRE CERVICALE

Le patient est couché sur le dos. Déterminez soigneusement et exactement le glissement. Les muscles et les ligaments du cou doivent être complètement relâchés, par une série de manipulations. Courbez la tête fortement du côté vers lequel le glissement s'est produit. Avec le bout des doigts de la main placée de l'autre côté du cou, pressez fermement sur les apophyses transverses des deux vertèbres situées juste au-dessus de la vertèbre considérée, si possible. Ce procédé relâche les ligaments du côté opposé à la déviation et resserre ceux de l'autre côté. Pendant que la tête est ainsi fortement inclinée, faites-la tourner doucement jusqu'à ce que la tension soit suffisamment prononcée. En imprimant alors subitement une torsion supplémentaire de peut-être 1 ou 2 degrés, la vertèbre glissera à sa place. Il est quelquefois nécessaire d'appliquer ce traitement plusieurs fois dans les cas anciens. Il est très efficace dans les maux de tête chroniques, les névralgies, les troubles vaso-moteurs, les affections des yeux et des oreilles.

La force à employer a une limite. Prenez garde de la dépasser.

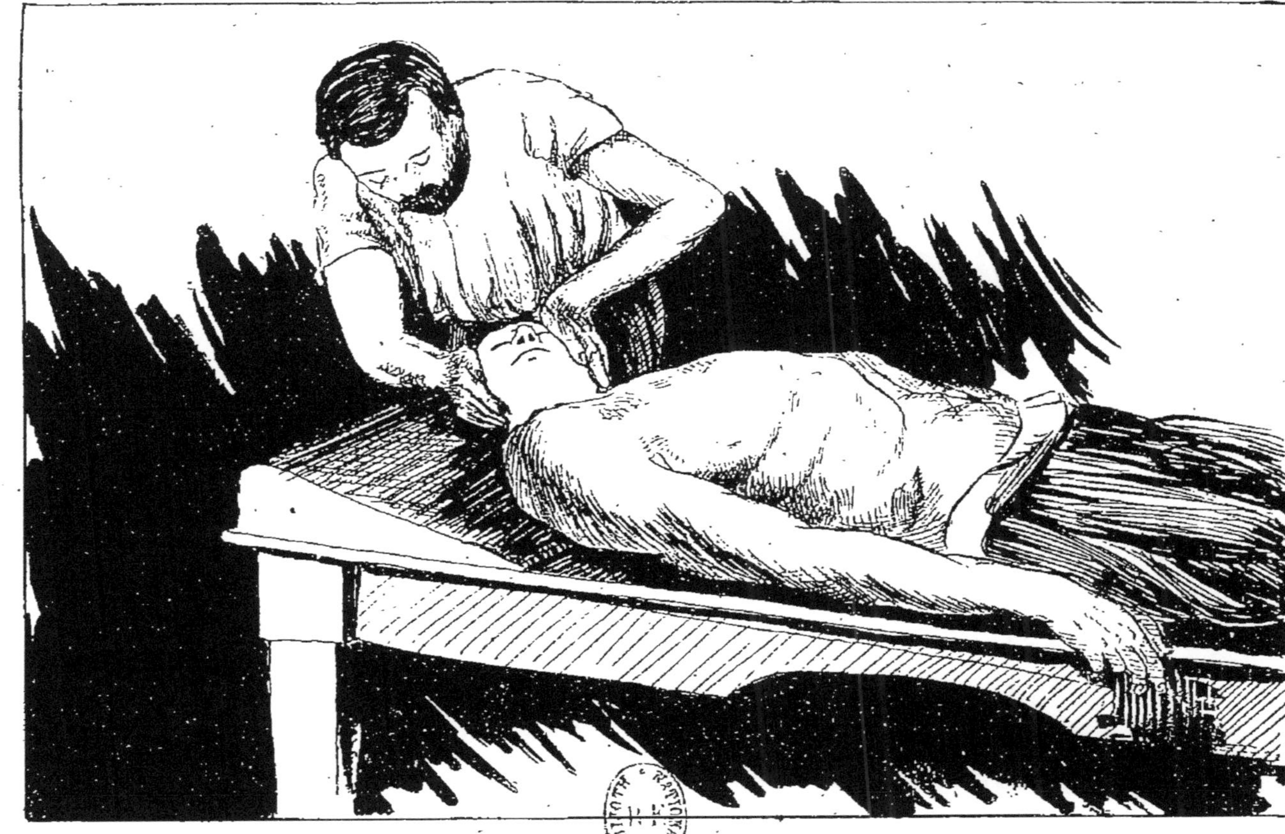

Planche n° 24.

PLANCHE N° 25

MALAXATION DES PLEXUS ABDOMINAUX

La gravure montre la position des mains, pour comprimer les plexus solaire et hypogastrique, qui constituent le chemin que suivent la plupart des impulsions concernant les viscères de l'abdomen et du bassin. En cas de sensibilité, inflammation ou congestion d'un de ces organes, une pression ferme, appliquée sur l'un de ces points ou sur les deux, est indiquée. Un léger mouvement de rotation des mains dégagera les veines et enlèvera la douleur. Ce traitement convient à la péritonite, à la diarrhée, au flux et aux désordres pelviens aigus. Il suffit fréquemment à chasser les gaz des intestins, en cas de flatulence.

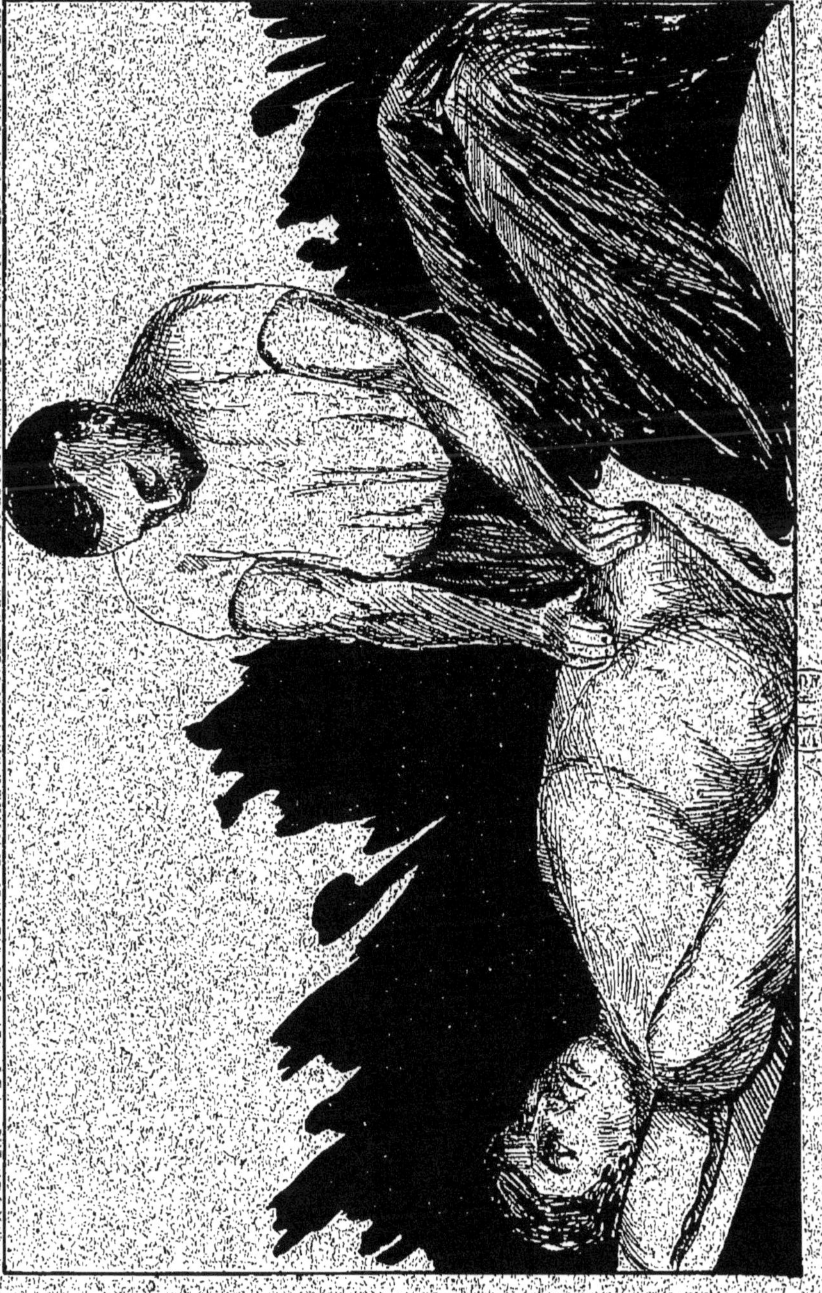

Planche n° 25

PLANCHE No 26

RÉDUCTION DE L'ATLAS

Le cou doit être complètement relâché. Les pouces sont placés sur les apophyses de l'atlas, juste derrière l'angle de la mâchoire, et les doigts sur l'occiput. Forcez la tête en arrière, en pressant fortement sur les côtés avec la paume des mains. Ensuite fléchissez-la en avant, autant que possible, en exerçant cette fois une pression corrective sur l'atlas. Dans le cas où l'un des côtés de l'atlas serait plus dévié en avant que l'autre, il faudrait diriger la pression en conséquence. N'employez pas ce mouvement plus d'une fois à chaque séance, parce qu'il peut causer de l'irritation. Si la luxation est latérale, elle peut être réduite par la méthode indiquée dans la planche no 24.

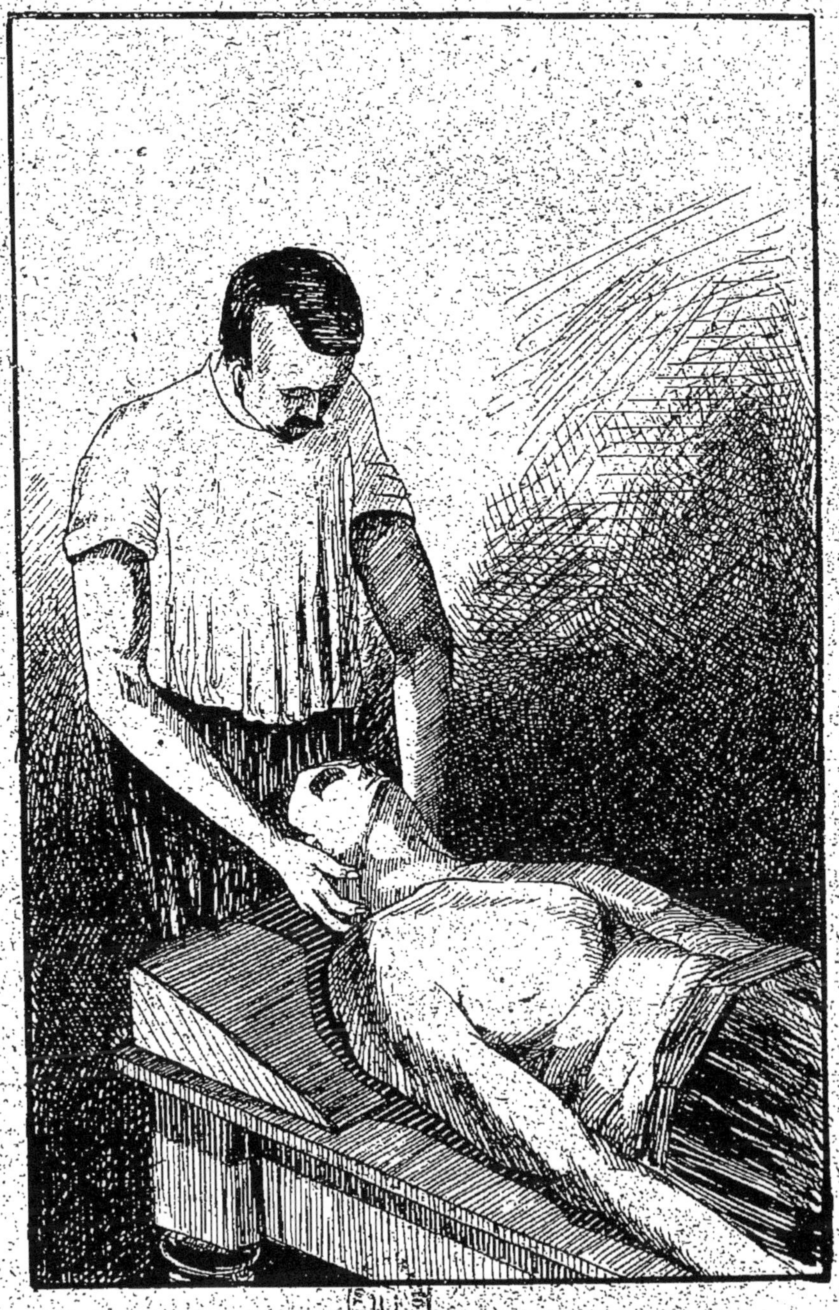

Planche nº 26

PLANCHE N° 27

RÉDUCTION DE LA SYMPHISE SACRO-ILIAQUE

Comme la gravure le montre, l'ilium est déplacé d'avant en arrière. Le relâchement complet devra être obtenu par quelques séances préparatoires. Le patient est couché sur la table, le visage en bas. L'ostéopathe presse avec la partie postérieure de la paume d'une main sur le sacrum et sur l'ilium, pendant qu'avec l'autre main il élève la jambe située du côté de la luxation, le plus haut possible, en arrière, comme l'indique la gravure. Quand la limite d'extension est atteinte, alors une pression subite, suffisamment forte mais non exagérée, produira la réduction désirée.

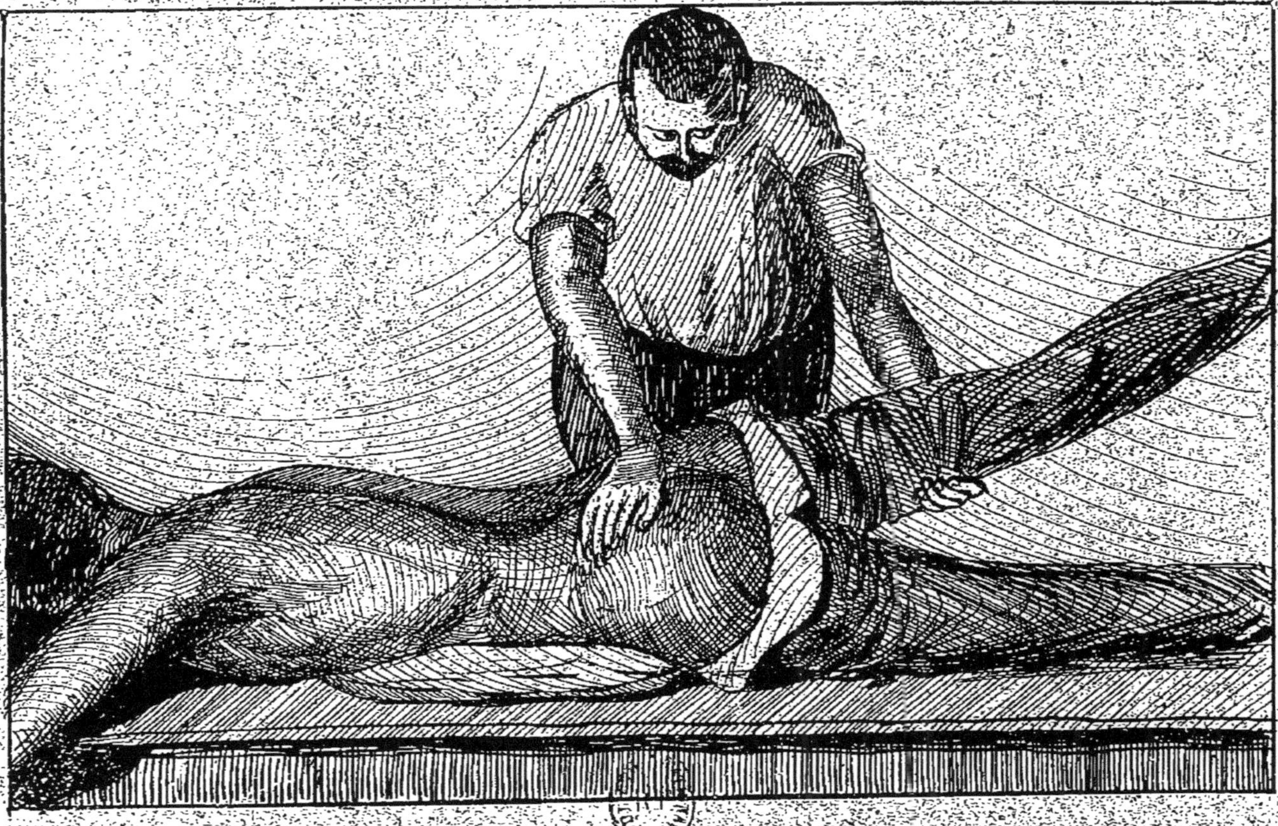

Planche n° 27.

PLANCHE N° 28

RÉDUCTION DE LA DÉVIATION ANTÉRIEURE D'UNE VERTÈBRE DORSALE SUPÉRIEURE

Le patient est assis sur un tabouret avec les mains enlacées derrière le cou, comme l'indique la gravure. L'ostéopathe, se tenant derrière lui, place le genou contre la vertèbre située juste au-dessous de celle déviée et il saisit les poignets du patient, en passant ses bras sous les bras de ce dernier. Ensuite, appuyant le corps du sujet contre son genou, il pèse d'une main puis de l'autre sur ses poignets. Ce procédé exerce une grande tension sur les ligaments vertébraux, au point où le genou soutient l'épine dorsale. Quelques traitements de ce genre modifieront la position de la vertèbre que la tension des ligaments ramènera graduellement à sa position normale. Le cœur, l'estomac, les poumons ou les vasomoteurs peuvent être affectés par la luxation antérieure d'une vertèbre dorsale.

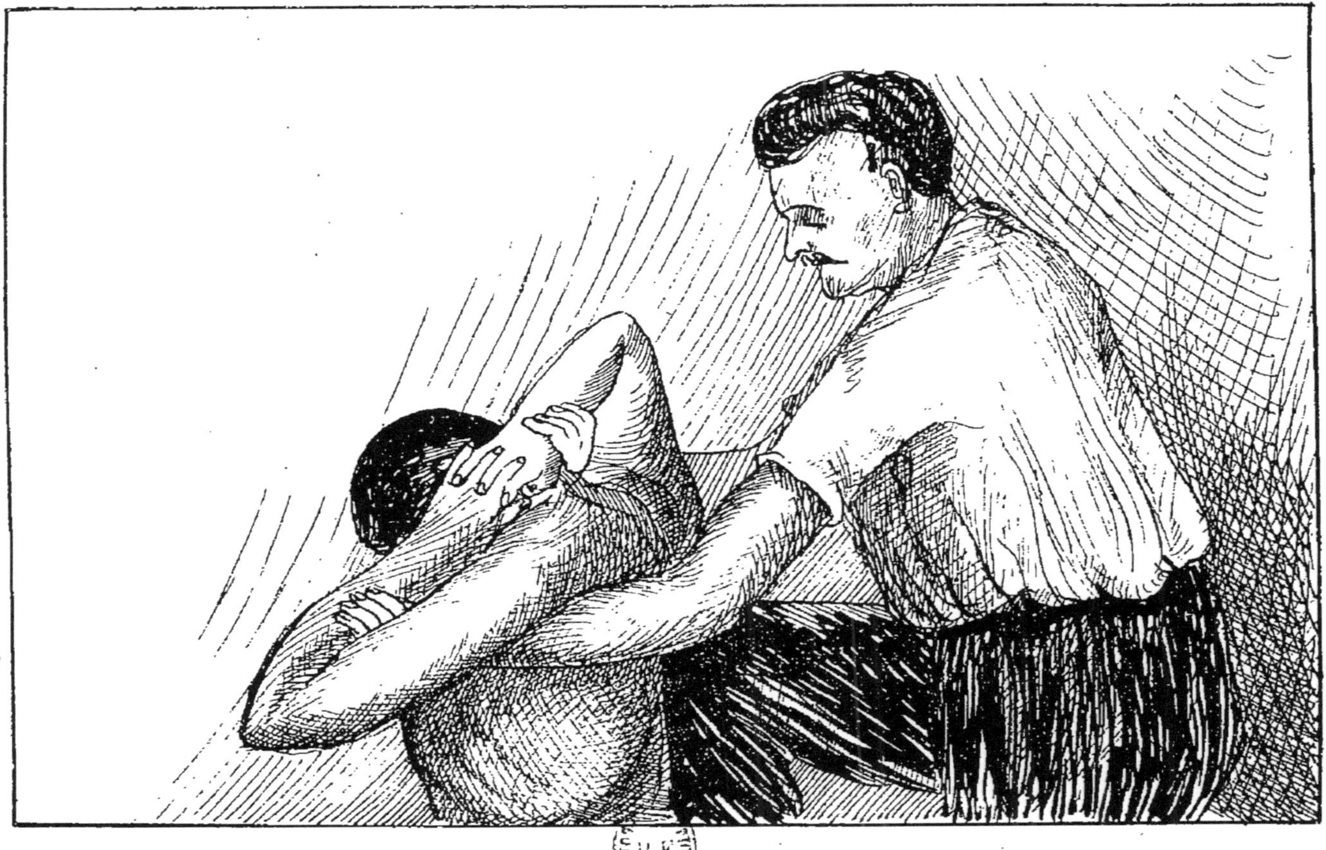

Planche n° 28.

PLANCHE N° 29

RELACHEMENT DES MUSCLES AUTOUR DE L'ARCADE PUBIENNE

La gravure montre la position. Les deux genoux doivent être fléchis (dans la figure l'un d'eux est abaissé). Le ligament de Poupart et les portions fémorale et pubienne du fascia iliaca constituent l'ouverture de la grande Saphène. Une pression ferme (indiquée par le pouce), accompagnée d'un mouvement de rotation, relâchera ces tissus. En ce point, ou à côté, sont atteintes les veines saphènes et fémorales et quelques veines superficielles; l'artère fémorale, le nerf crural, la branche génito-crurale de l'inguinal et une branche cutanée du nerf obturateur. Ce point est important dans toutes les affections des jambes, des genoux ou des chevilles, dans les varices, les pieds froids.

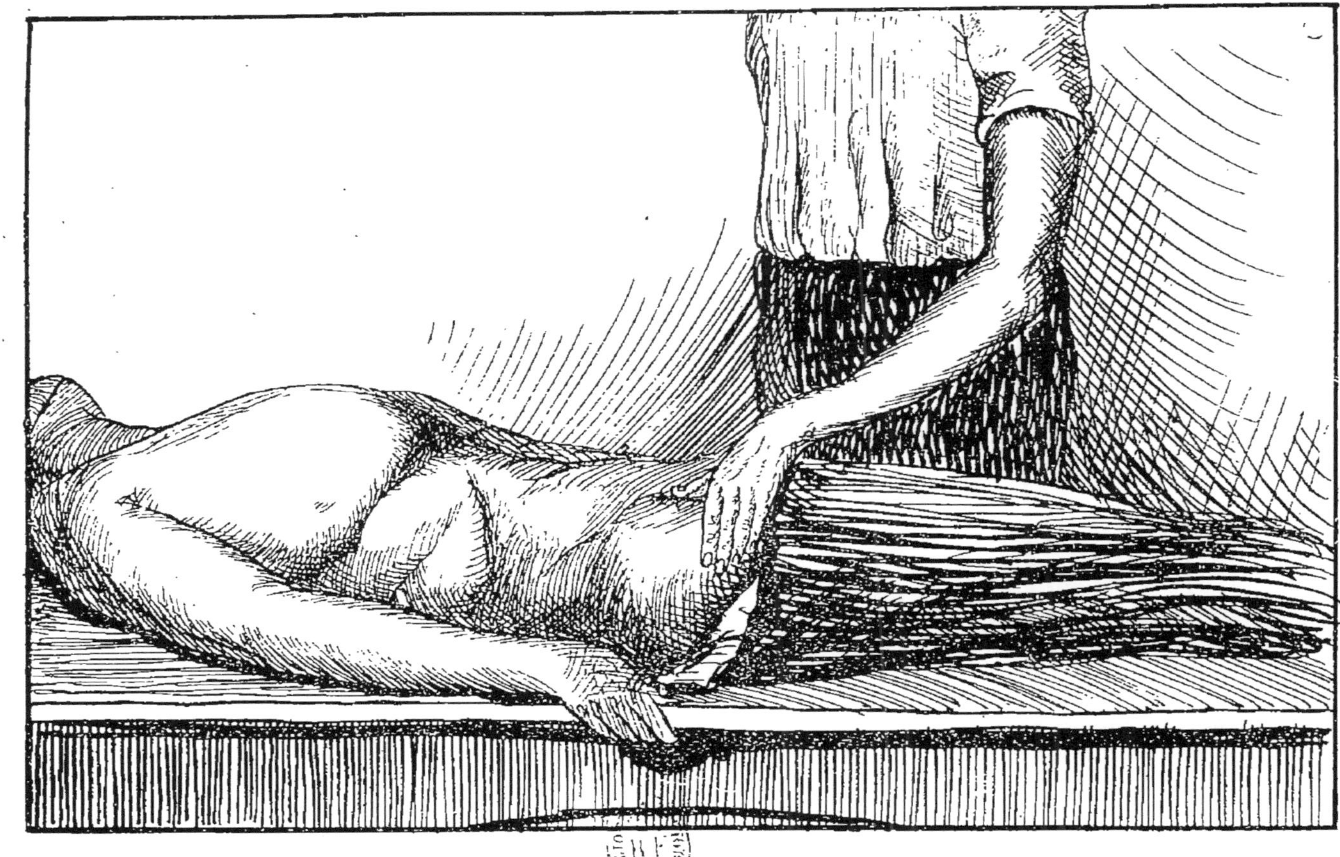

Planche n° 29.

PLANCHE N° 30

RÉDUCTION DE LA DÉVIATION LATÉRALE D'UNE VERTÈBRE DORSALE

Après un traitement préparatoire complet, le patient est couché sur le côté, comme dans la gravure. L'ostéopathe place le pouce contre l'apophyse épineuse de la vertèbre affectée. Avec ce pouce, il exerce une pression dirigée vers le sacrum et avec le bas de la main, une pression dirigée vers la tête, pendant qu'avec l'autre main il courbe l'épine dorsale, en élevant l'épaule. Cette méthode est excellente. Au lieu de coucher le patient sur le côté, vous pouvez aussi le faire asseoir sur un tabouret et opérer de la même façon. Vous pouvez enfin employer l'appareil à suspension.

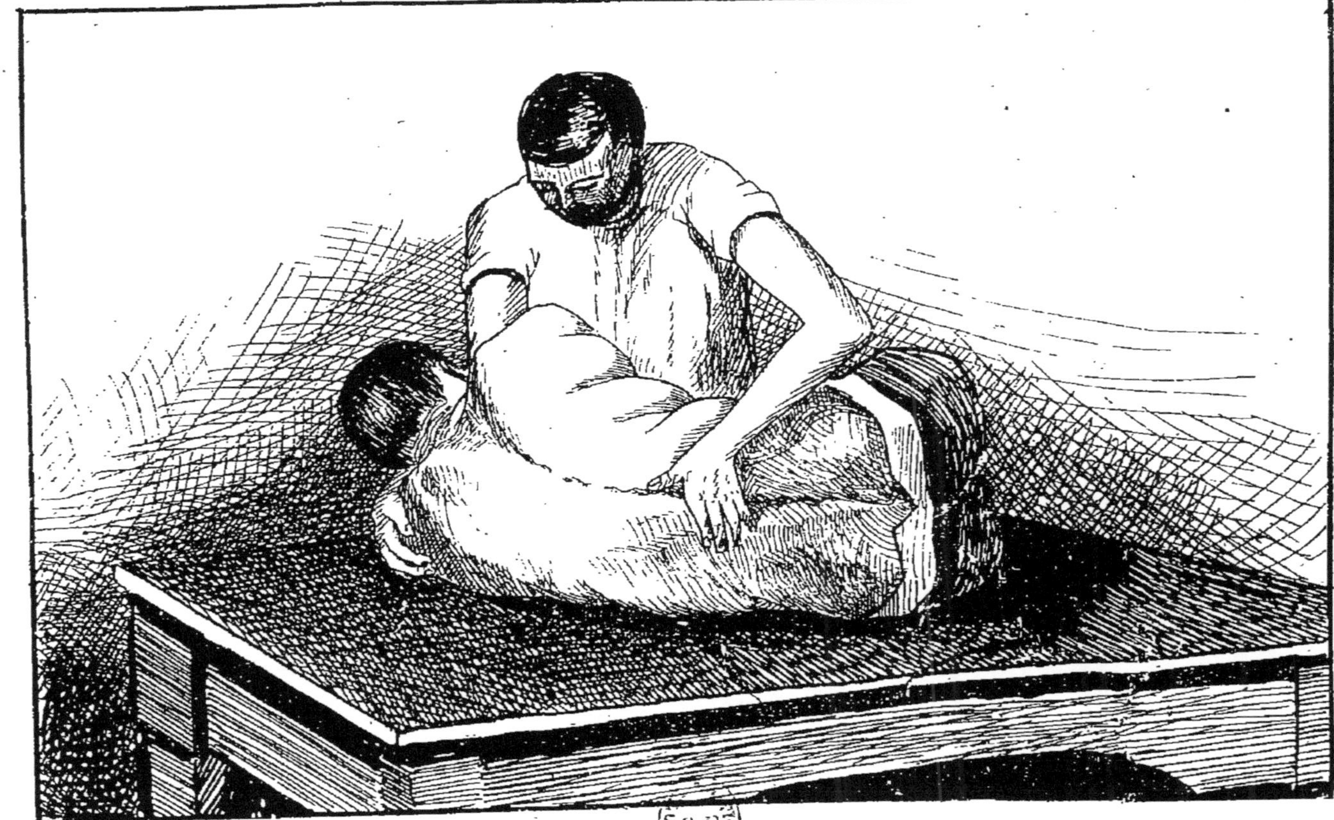

Planche n° 30.

PLANCHE N° 31

EXTENSION DU MUSCLE PYRIFORME

Consultez la gravure. En donnant une forte rotation externe à la cuisse et en exerçant, en même temps, une pression profonde et énergique sur le muscle pyriforme, vous enlèverez la contraction de ce dernier et vous influencerez directement le rectum, le plexus sacré, les vaisseaux iliaques internes, le nerf sciatique et le nerf et les vaisseaux honteux internes.

Nous n'insisterons jamais trop sur l'importance qu'il y a de faire cesser toute contraction de ce muscle, dans tous les troubles du membre inférieur, et aussi dans ceux des organes génitaux, quoiqu'il intéresse ces derniers moins directement.

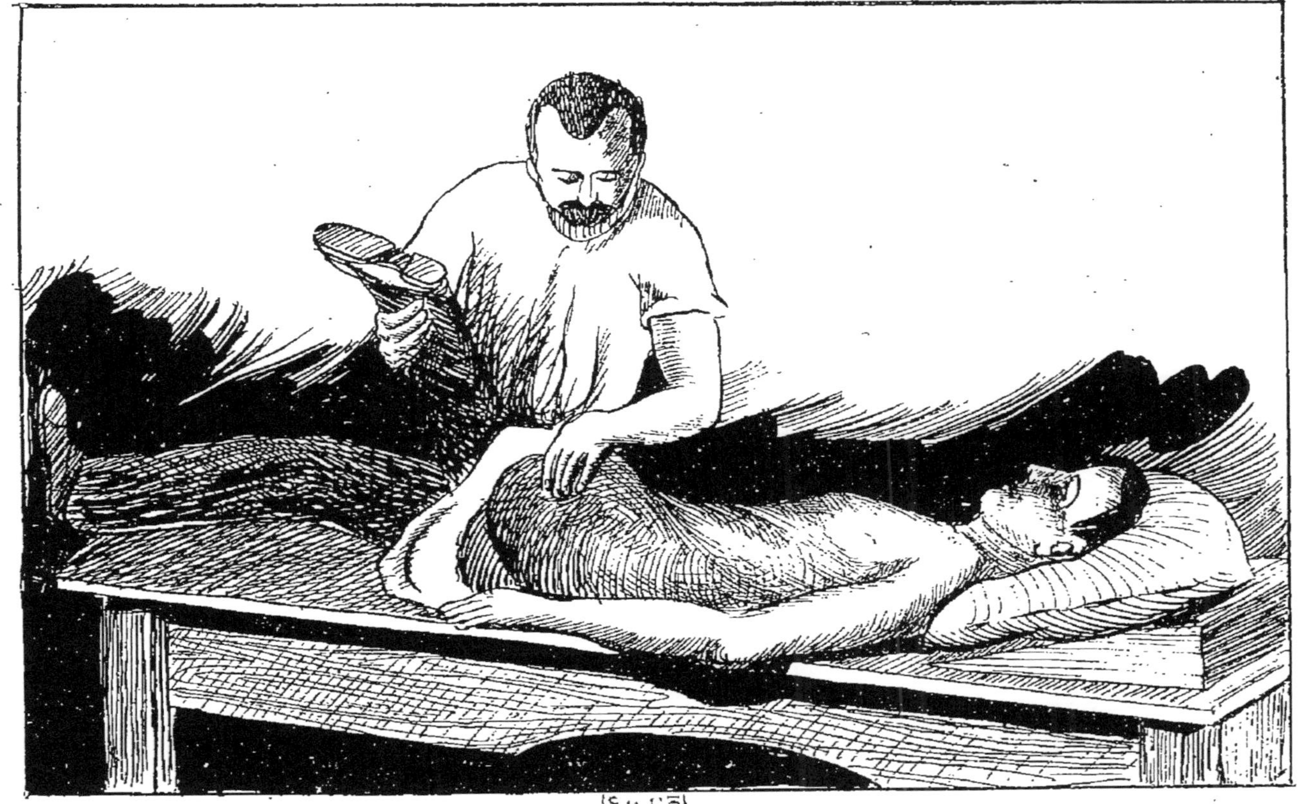

Planche n° 31.

PLANCHE N° 32

RÉDUCTION D'UNE CÔTE DÉPLACÉE VERS LE BAS

La gravure indique la façon de procéder. Le bras est abaissé fortement. Pressez avec le pouce entre la côte inclinée et la côte inférieure qui la suit, entre l'angle et son articulation costo-transversale. Levez alors le bras en haut et en arrière, tout en maintenant la pression du pouce, puis laissez retomber le bras. La première partie du mouvement sépare les côtes postérieurement, la dernière les attire en haut et de côté, antérieurement par le moyen des muscles pectoraux, tandis que la pression du pouce oblige la côte affaissée à reprendre sa place normale.

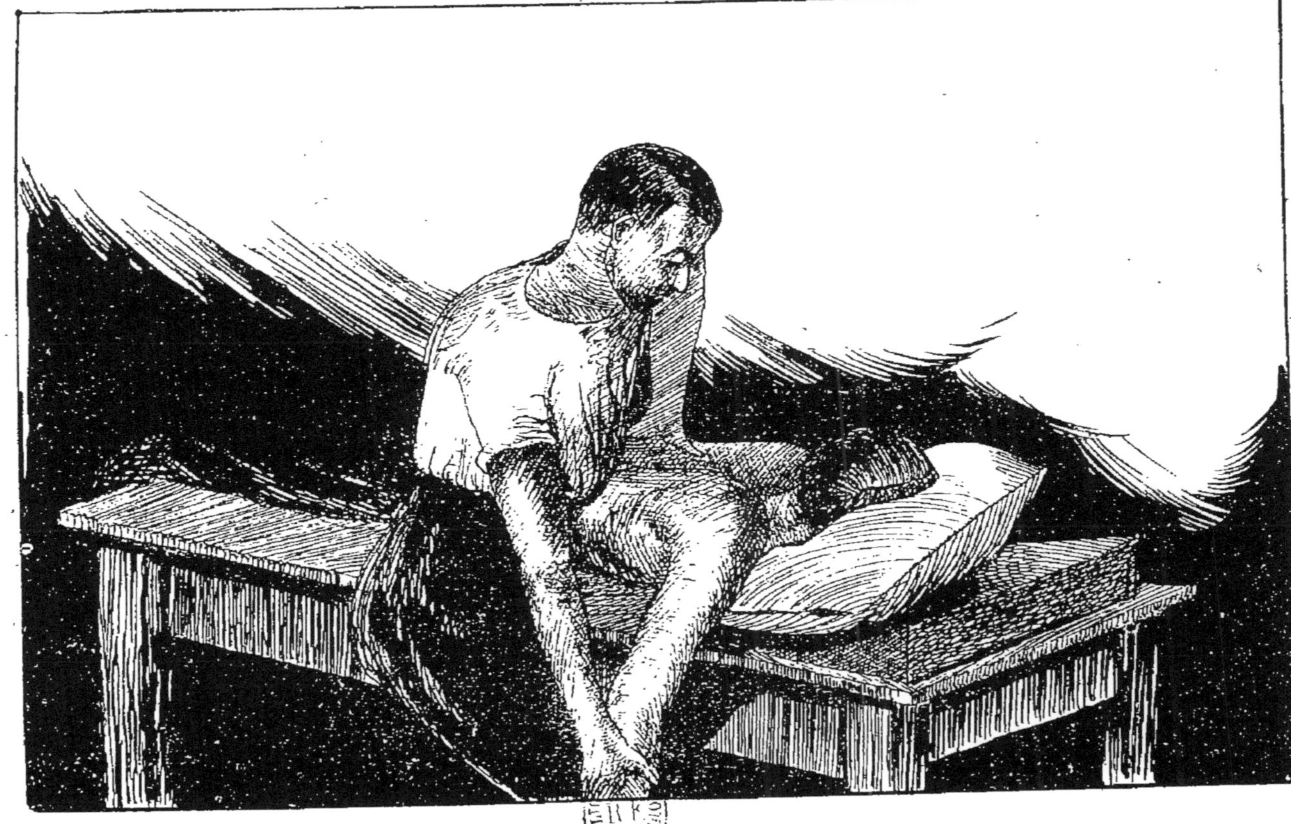

Planche n° 32.

TABLE DES PLANCHES

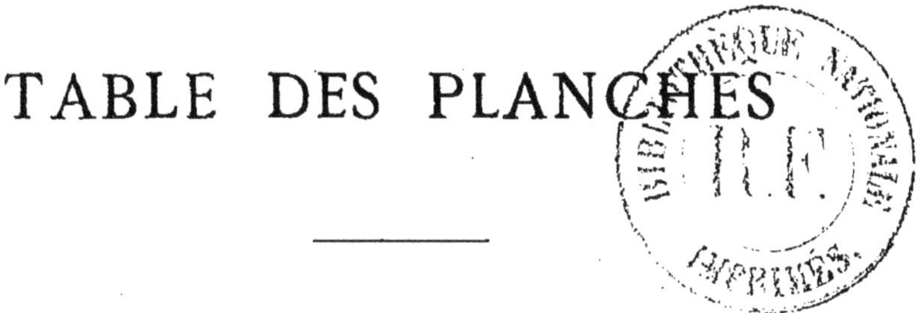

TABLE DES MATIÈRES

Paris, Imp. PAUL DUPONT (THOUZELLIER, Dir^r).

EXTRAIT DU CATALOGUE

LILY ALLEN. **Les Enfants de la Pensée** *et leur Influence sur la Vie.* Volume in-16, 1911 .... 2 fr. »

Dr BARADUC. **L'Ame Humaine,** *ses Mouvements, ses Lumières et l'Iconographie de l'Invisible fluidique,* avec 64 clichés hors texte. Un volume in-8° raisin, 1911 .... 9 fr. »

Dr BARADUC. **The Human Soul,** its movements, its lights and the Iconography of the fluidic invisible, one volume, 8°, with 64 plates beside text, 1913, cloth .... 10 fr. »

Dr BARADUC. **Les Forces Curatrices de Lourdes.** Un volume in-16, illustré, 1909 .... 1 fr. »

Dr BARADUC, **La Fuerza curadora en Lourdes y la Psicología del milagro,** en-8°, ilustrado, 1913 .... 1 fr. »

Jean DE BONNEFOY. **La Méthode Mann et la Pensée Nouvelle devant la Science,** un volume in-8° carré, 1913 .... 5 fr. »

Ernest BOSC. **Yoghisme et Fakirisme hindous,** un volume in-8° carré, 1913 .... 4 fr. 50

CROZAT DE FLEURY. **Comment on vous ruine. Comment on doit s'enrichir.** Orientation nouvelle et rationnelle de la finance et des affaires. Un fort volume in-8° carré, 1912 .... 6 fr. »

J.-B. FRANC. **La Pile Humaine** *et le Transport de la Santé par Voie Télépathique,* in-16, 1909 .... 1 fr. »

J.-B. FRANC. **Die Menschliche Batterie** *und die Uebertragung der Gesundheit auf telepathischem Wege,* in-16, 1912 .... 1 fr. »

J.-B. FRANC. **La Pila humana** *y la Transmisión de la salud por vía telepática,* en-16, 1913 .... 1 fr. »

J.-B. FRANC. **L'Alimentation.** Volume in-16 .... 1 fr. »

J.-B. FRANC. **Die Ernährung,** in-8°, 1911 .... 1 fr. 25

Henri LAVAL. **Théorie nouvelle de l'Énergie vraie et fausse,** in-8° raisin, 1911 .... 2 fr. »

LALIA-PATERNOSTRO **La Projection à distance des Effluves vitaux,** 2e édition, un volume in-8° carré, illustré, 1913 .... 4 fr. 50

Dr PROMPT. **Les Fumisteries du Bureau des Longitudes,** in-8°, 1913 .... 1 fr. »

Dr Paul DE RÉGLA. **Philosophie occulte : El Ktab ou le Livre des Choses connues et cachées.** — *La Création.* — *Les Forces Cosmiques.* — *Dieu et le Diable.* — *La Science de la Vie.* — *La Philosophie des Religions.* — *Médecine.* — *Magisme.* — *L'Art de connaître le Passé et l'Avenir, etc., etc.* — D'après le KHÔDJA OMER HALEBY OTHMAN. Un volume in-8° raisin de 500 pages, illustré .... 15 fr. »

Dr Paul DE RÉGLA. **Jésus de Nazareth.** Un volume in-8° .... 8 fr. »

G. A. MANN. **L'Ostéopathie médicale,** in-8°, 1913 ....

— **Les forces secrètes de l'homme.** Nouvelle Psychologie pratique, 5me édition, in-8°, 1912 .... 1 fr. »

— **Le Chapeau de la Volonté vous va-t-il ?** in-8°, 1913. 1 fr. 50

— **¿ Os sienta bien el Sombrero de la Voluntad ?,** en-8°, 1913 .... 1 fr. 50

— **Las Fuerzas secretas del hombre,** en-8°, 1913 ..... 1 fr. »

— **Die Geheimen Kräfte des Menschen.** Neue Praktische Psychologie, 8°, 1913 .... 1 fr. 25

www.ingramcontent.com/pod-product-compliance
Ingram Content Group UK Ltd.
Pitfield, Milton Keynes, MK11 3LW, UK
UKHW020156250726
13967UKWH00003B/1104

9 782012 922228